中医药类课程思政教学案例丛书

中药炮制学

主编 李 凯 陈 红

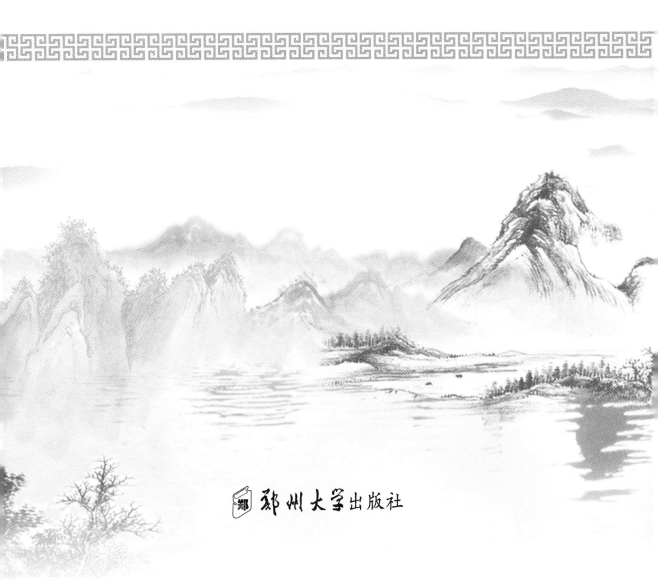

郑州大学出版社

图书在版编目(CIP)数据

中药炮制学 / 李凯，陈红主编. -- 郑州：郑州大学出版社，2025.1. -- (中医药类课程思政教学案例丛书). -- ISBN 978-7-5773-0755-8

Ⅰ. R283

中国国家版本馆 CIP 数据核字第 2024RS1781 号

中药炮制学

ZHONGYAO PAOZHIXUE

项目负责人	孙保营　杨雪冰	封面设计	苏永生
策 划 编 辑	陈文静	版式设计	苏永生
责 任 编 辑	陈文静	责任监制	朱亚君
责 任 校 对	赵佳雪　丁晓雯		

出版发行	郑州大学出版社	地　址	河南省郑州市高新技术开发区
出 版 人	卢纪富		长椿路 11 号(450001)
经　销	全国新华书店	网　址	http://www.zzup.cn
印　刷	辉县市伟业印务有限公司	发行电话	0371-66966070
开　本	787 mm×1 092 mm　1 / 16		
印　张	9	字　数	221 千字
版　次	2025 年 1 月第 1 版	印　次	2025 年 1 月第 1 次印刷
书　号	ISBN 978-7-5773-0755-8	定　价	32.00 元

主编简介

　　李凯,男,教授,博士研究生导师。现任河南中医药大学药学院中药炮制制剂与分析研究中心主任,教育部高等学校《中药炮制学》课程联盟副秘书长,河南省教育厅学术技术带头人,河南省高校科技创新人才,河南省高校青年骨干教师,河南中医药大学仲景青年教学名师、文明教师,国家中医药管理局中药特色技术传承人才,中华中医药学会中药炮制分会常务委员,河南省健康科技学会传统中药制剂与临方炮制副主任委员。主要讲授中药炮制学、中药炮制工程学、中药饮片工艺学、临床中药炮制学等课程,主持立项《中药炮制学专论》国家级课程思政示范课程、《中药炮制学》河南省思政示范课程以及河南省精品在线开放课程、河南省一流本科课程等教学质量工程项目,参与建设国家首批一流本科课程《临床中药炮制学》。主持立项、完成国家自然科学基金 2 项以及省市级课题10 余项,以第一或通讯作者在 *Phytomedicine*、*Journal of Ethnopharmacology*、*The American Journal of Chinese Medicine*、《中草药》《中成药》《中国实验方剂学杂志》等期刊发表论文40 余篇。

　　陈红,女,博士,教授,福建中医药大学硕士研究生导师,中药炮制学科主任,中药炮制学科带头人。美国明尼苏达大学访问学者,台湾嘉南药理大学访问学者。国家自然基金评审专家,教育部高等学校《中药炮制学》课程联盟会员,中华中医药学会中药炮制分会常务委员,福建省药品监督管理局新药注册审核专家、药品稽查评估专家。福建省高等学校青年骨干教师,福建中医药大学优秀教师,福建中医药大学中药特色技术传承人才。主要从事中药炮制、中药商品学与药学英语的教学与中药相关科研工作,主持《中药炮制学》省级线下一流课程与校级精品课程项目。多次被学校评为"优秀(青年)教师"。主持完成国家自然科学基金及省级等各级课题 10 余项,获得中西医结合科技二等奖 1 项(第6),福建省政府科技二等奖 1 项(第5),南平市科学技术三等奖 1 项(第3),起草行业标准 1 项。发表相关学术论文 60 余篇。副主编教材 1 部,参编教材 20 多部。

编审委员会

作者名单

主　　编　李　凯　陈　红

副 主 编　王瑞生　牛　乐　田连起
　　　　　李红伟　周　艳

编　　委　（以姓氏笔画为序）
　　　　　王胜超（河南中医药大学）
　　　　　王瑞生（河南中医药大学）
　　　　　牛　乐（河南中医药大学）
　　　　　田连起（河南中医药大学）
　　　　　刘梦云（河南中医药大学）
　　　　　李　凯（河南中医药大学）
　　　　　李红伟（河南中医药大学）
　　　　　吴沁璇（长沙医学院）
　　　　　张宏伟（河南中医药大学）
　　　　　陈　红（福建中医药大学）
　　　　　周　艳（河南农业大学）
　　　　　段绪红（河北中医药大学）
　　　　　郭　辉（河南中医药大学）
　　　　　曹彦刚（河南中医药大学）
　　　　　康　乐（河南中医药大学）

总　序

党的十八大以来,习近平总书记先后主持召开全国高校思想政治工作会议、全国教育大会、学校思想政治理论课教师座谈会等重要会议,作出一系列重要指示,强调要加强高校思想政治教育。2020 年 5 月,教育部印发了《高等学校课程思政建设指导纲要》,指出"深入挖掘课程思政元素,有机融入课程教学,达到润物无声的育人效果"。"必须抓好课程思政建设,解决好专业教育和思政教育'两张皮'问题。"由此开启了高校课程思政教学改革的新局面。为全面推进课程思政建设,制定了《河南中医药大学全面推进课程思政建设工作方案》,并推出了多项课程思政教学改革举措,教师开展课程思政建设的意识和能力得到提升,但仍存在专业教育与思政教育融入难的问题,为此,河南中医药大学组织编写了本套"中医药类课程思政教学案例丛书(第一批)",以期符合提高人才培养质量的需要。

本套案例丛书由《中医基础理论》《中医诊断学》《内经选读》《温病学》《中药炮制学》《药用植物学》《中药鉴定学》《中医外科学》《中医儿科学》《中医内科学》《中医骨伤科学》《各家针灸学说》12 门中医药课程组成,每门课程按照导论、课程思政教学案例及附录等板块编写。其中导论由课程简介、思政元素解读、课程思政矩阵图等内容组成;课程思政教学案例由教学目标、相关知识板块的思政元素分析、教学案例等内容组成;附录由课程思政教学改革经验做法、相关研究成果等内容组成。"中医药类课程思政教学案例丛书(第一批)"教材建设,坚持目标导向、问题导向、效果导向,立足于解决培养什么人、怎样培养人、为谁培养人这一根本问题,构建全员全程全方位育人大格局,既形成"惊涛拍岸"的声势,也产生"润物无声"的效果,本套案例丛书反映了河南中医药大学对课程思政教学改革的认识、实践与思考,并力争突出以下特色:

1. 坚持立德树人,提高培养质量

以习近平新时代中国特色社会主义思想为指导,落实立德树人根本任务,思想政治教育贯穿本套案例丛书,以实现知识传授、能力培养与价值引领的有机统一,着力培养具有理想信念、责任担当、创新精神、扎实学识、实践能力且身心健康的高素质人才。

2.锐意改革创新,紧贴课堂需要

相较于案例和思政反映点模式,本套案例丛书从全局视角深入挖掘中医药专业知识蕴含的思政元素,并构建课程思政矩阵图,通过一级维度和二级指标充分结合,梳理专业知识、思政元素和教学案例之间的逻辑关系,增强课堂教学育人效果,逐步解决课程思政过程中存在"表面化""硬融入""两张皮"现象。

3.强化精品意识,建设标杆教材

由学校主管领导、权威专家等组成中医药类课程思政教学案例丛书编审委员会,要求全体编委会成员提高政治站位,深刻理解开展课程思政的重大意义,从"为党育人、为国育才"的高度实施课程思政,强化责任担当,编写标杆教材。为保证编写质量,学校吸纳校内外教学经验非富、理论扎实、治学严谨、作风优良的一线专业课教师与思政课教师组成编写委员会。

本套案例丛书是河南中医药大学课程思政工作体系的重要组成部分,希望通过分享经验和做法能为大家提供借鉴,努力开创课程思政育人新局面。课程思政不仅是教师职责所在,更关系到国家的长治久安,任重而道远,编审委员会期待与全体教师并肩前行,为培养合格的中医药人才尽一份力。

在此感谢一线教师在课堂教学过程中对"课程思政"的探索与创新,感谢学校领导、编委会成员、出版社在书稿编写过程中给予的大力支持与配合。由于创新较难、经验不足、可借鉴的研究成果不多等原因,本套教材难免有不足之处,还需要在教学实践中不断总结与提高,敬请同行专家提出宝贵经验,以便再版时修订提高。

编审委员会

2024 年 10 月

前　言

2016 年 12 月,习近平总书记在全国高校思想政治工作会议上发表重要讲话,强调"把思想政治工作贯穿教育教学全过程",开启了中国高校课程思政教学改革的新局面。2020 年,教育部印发了《高等学校课程思政建设指导纲要》,并召开了全面推进高等学校课程思政建设工作视频会议,提出要充分发挥好专业课教师"主力军"、专业课教学"主战场"、专业课课堂"主渠道"的作用,推动课程思政建设不断取得新进展、新成效,使专业课与思政课同向同行,构建立德树人长效机制,实现全员、全程、全方位育人。课程思政成为新时代全面振兴本科教育,构建更高水平人才培养体系,促进学生全面发展的重要着力点。

在此背景下,河南中医药大学组织编写"中医药类课程思政教学案例丛书",《中药炮制学》为其中的一册。本书全面贯彻课程思政建设新要求、发挥中医药文化育人优势,提高教学过程中学生的获得感、责任感,培养科学精神及中医药思维。本书的主要特点是将思政教育与专业教学有机融合,围绕专业和课程教学目标,精心设计教学活动,围绕政治认同、家国情怀、法治意识、科学精神、中医传统、人文关怀、职业道德、个人素养八个方面内容,精心融入中药炮制学发展过程中出现的优秀科学家、典型事件等思政案例,达到思政育人的目的。本书不仅可以在理论课教学过程中应用,在中药炮制学实验实训课、实习实践活动中也能使用。

本书主要针对中药学、中药制药、中药资源与开发、制药工程、药学、药剂学、中医学、针灸推拿学、中医养生学、中医康复学、中西医临床医学等相关专业的授课教师、学生及开展课程思政研究的相关人员编写。考虑到教材使用对象,本书编写章节顺序与全国中医药行业高等教育创新教材《临床中药炮制学》(张振凌主编)保持一致。

《中药炮制学》课程思政教学案例集的编写和出版得到河南中医药大学、福建中医药大学、河北中医药大学、河南农业大学、长沙医学院等高校专家和老师的大力支持。在此,对参与本书编写、出版的全体人员表示真挚的感谢和敬意。

编委会在编写过程中力求竭尽全力,精益求精,但因水平有限,不足之处在所难免,恳请广大读者批评指正。

编　者
2024 年 6 月

目 录

1

导 论

一、课程简介

中药炮制是根据中医药理论,依照临床辨证施治用药的需要和药物自身性质,以及调剂、制剂的不同要求,将中药材制备成中药饮片所采取的一项制药技术。中药炮制学是专门研究中药炮制的历史沿革、炮制理论、炮制工艺、饮片规格和质量标准、临床应用及其发展方向的一门学科。中药炮制学的内涵主要包括中药炮制的传统理论、技术、品种、辅料及相关文献整理与总结,传统中药炮制技术的继承与创新,炮制解毒增效机制的研究与阐明,中药饮片生产工艺的规范与创新,饮片质量的标准制定与监督,临床应用饮片的安全与有效等内容。中药炮制学的主要任务是遵循中医药理论体系,在继承传统中药炮制技术和理论的基础上,应用现代科学技术进行整理研究,探讨炮制原理,改进炮制工艺,制定饮片质量标准,提高中药饮片质量,保证临床用药的安全有效,并不断创新和发展本学科。

中药炮制学是在其他多种学科的知识体系和技术支撑下,与传统炮制学的知识体系和技术进行交叉融合、不断研究发展而形成的一门综合性应用型学科。中药炮制学以中医药基础理论、中药学、方剂学等本学科基础理论和技术形成为指导,融合中药化学、中药分析学、中药药理学、中药毒理学、中药鉴定学、中药药剂学等相关学科的知识和技术,采用现代医药学体系中的化学、生理学、生物化学、药用植物学、系统生物学、药理学、药物代谢组学、信息技术等学科的方法和理论研究本学科的内涵和外延。在与相关学科知识体系的交叉融合中,中药炮制学不断发展、完善和提升,形成了具有炮制基础理论指导,传承传统炮制技术,融合现代医药学知识的中药炮制学科。

中药炮制学是中药学专业的一门必修专业课,在学习中医学基础、中药学、药用植物学、有机化学、无机化学、分析化学、中药化学、中药鉴定学等课程后进行本课程的教学。本课程教学坚持立德树人,融入思政元素,明确价值塑造、能力培养、知识传授三位一体的课程教学目标,通过本课程的教学,要求学生掌握中药炮制的基本理论、基本知识和基本技能;熟悉中药炮制的历史沿革,炮制在临床上的应用,炮制品的性状、特征;了解中药炮制现代研究进展、中药炮制人文历史等;能够综合应用所学专业知识,自主学习,独立完成中药炮制综合性研究设计及其实施,具备从事中药炮制教学、科研及开发应用的能力,为培养继承和发扬我国中医药事业的创新型、研究型人才奠定良好基础。课程思政目标是培养具有政治认同、家国情怀、法治意识、科学精神,且具有人文关怀、职业道德、个人素养的中药及饮片行业劳动者和创造者。

二、思政元素解读

1. 政治认同　包括理想信念、社会制度、核心价值观、文化认同等。
2. 家国情怀　包括爱党爱国、民族复兴、服务人民、可持续发展等。
3. 法治意识　包括依法治国、遵纪守法、合理合法、廉洁奉公等。
4. 科学精神　包括全球视野、严谨求实、独立思考、精益求精、刻苦钻研、知行合一、理性思维、批判质疑、勇于探究、不畏困难、坚持不懈等。
5. 中医传统　包括历史贡献、医者仁心、传承创新、整体观念、辨证思维等。
6. 人文关怀　包括尊重患者、关爱生命、慎言守密、耐心倾听、精简诊治等。
7. 职业道德　包括职业认同、爱岗敬业、平等待人、诚实守信、团结协作、无私奉献等。
8. 个人素养　包括严于律己、吃苦耐劳、勤于实践、终身学习、身心健康、乐于助人等。

三、课程思政矩阵图

序号	课程内容	政治认同				家国情怀				法治意识				科学精神						中医传统					人文关怀					职业道德						个人素养					
		理想信念	社会制度	核心价值观	文化认同	爱党爱国	民族复兴	服务人民	可持续发展	依法治国	遵纪守法	合理合法	廉洁奉公	全球视野	严谨求实	独立思考	精益求精	刻苦钻研	知行合一	历史贡献	医者仁心	传承创新	整体观念	辩证思维	尊重患者	关爱生命	慎言守密	耐心倾听	精简诊治	职业认同	爱岗敬业	平等待人	诚实守信	团结协作	无私奉献	严于律己	吃苦耐劳	勤于实践	终身学习	身心健康	乐于助人
1	第一章 绪论	●			●												●	●	●			●								●	●										
2	第二章 中药炮制辅料和方法分类		●		●	●	●											●	●	●						●	●												●			●
3	第三章 中药炮制的基本理论														●		●	●	●	●		●		●		●					●										
4	第四章 炮制对中药的影响			●							●				●			●				●		●		●				●	●		●	●	●						
5	第五章 中药炮制与中医临床疗效										●	●			●	●		●			●		●		●		●				●	●	●				●					
6	第六章 净制				●									●	●									●						●								●	●		
7	第七章 切制						●								●		●	●				●															●	●			
8	第八章 清炒法			●			●								●		●		●	●		●			●	●			●					●			●	●		●	●
9	第九章 固体辅料炒法								●						●		●	●					●	●		●				●		●					●	●		●	●
10	第十章 固体辅料煨法				●			●	●					●				●												●											
11	第十一章 酒炙、醋炙、姜炙法				●																			●		●							●								

序号	课程内容	政治认同				家国情怀				法治意识				科学精神						中医传统					人文关怀					职业道德						个人素养					
		理想信念	社会制度	核心价值观	文化认同	爱党爱国	民族复兴	服务人民	可持续发展	依法治国	遵纪守法	合理合法	廉洁奉公	全球视野	严谨求实	独立思考	精益求精	刻苦钻研	知行合一	历史贡献	医者仁心	传承创新	整体观念	辨证思维	尊重患者	关爱生命	慎言守密	耐心倾听	精简诊治	职业认同	爱岗敬业	平等待人	诚实守信	团结协作	无私奉献	严于律己	吃苦耐劳	勤于实践	终身学习	身心健康	乐于助人
12	第十二章 盐炙、蜜炙、油炙法				●				●						●		●	●		●	●	●	●	●											●				●		●
13	第十三章 煅法		●		●						●	●			●		●	●		●	●	●	●	●						●							●		●		
14	第十四章 蒸煮焯法				●		●	●	●		●	●			●	●	●				●	●	●	●						●			●				●	●	●		
15	第十五章 复制法与制霜法				●			●				●			●		●	●		●	●	●	●	●	●	●		●										●	●		●
16	第十六章 发酵法与发芽法														●		●	●			●	●	●	●	●	●															●
17	第十七章 水飞法与提净法								●						●		●	●	●		●	●	●	●	●				●		●	●						●				●
18	第十八章 干馏法与熬胶法				●				●						●		●	●			●	●	●	●	●			●			●		●	●				●			●
19	第十九章 烘焙煨法				●			●	●		●				●	●	●	●	●	●	●	●	●	●	●					●	●	●			●	●		●	●	●	●	●
20	第二十章 中药炮制品的临床应用和研究	●	●	●	●	●	●	●							●	●	●	●	●		●	●	●	●	●							●			●	●	●	●	●	●		

第一章 绪 论

中药是在中医药理论指导下用于疾病治疗和预防保健的天然来源药物。从药物的形成历史和使用地域而言,中药是中华民族在长期的医疗实践中不断发现、总结形成的。中药炮制是我国独有的制药技术,中药炮制学是中药专业的必修主干课程。中药炮制使中医临床用药品种增多,选择范围加大,更加适应辨证施治、灵活用药的需要。临床中药炮制学的任务一是指导临床正确选用饮片规格,二是评价炮制方法和工艺的合理性。中药炮制是在历代中医药学家的长期医疗实践中产生,并不断积累和发展的。在客观上,中药炮制是沟通中药材与临床应用之间的桥梁;在理论和实践上,中药炮制是中医药科学体系的重要组成部分。因此,中医临床不能,也不可能离开中药炮制。在医疗实践中,使用炮制品配伍组方,是中医用药的特色和优势。因此,在中药炮制技术、方法、理论的形成过程中,即伴随着临床中药炮制学的形成和发展。

一、教学目标

1. 知识目标 掌握中药炮制与中药炮制学的基本概念及其任务,熟悉中药炮制学的起源、发展概况。了解中药炮制学的有关法规。

2. 能力目标 学生能够独立、自主查阅古籍和现代文献,通过查阅资料对中药炮制学的发展进行本草考证和总结。

3. 思政目标 通过本章学习,激发家国情怀,启发探索兴趣,发扬美德,弘扬科学家精神。

二、相关知识板块的思政元素分析

(1)树立理想信念,培养乐于奉献、团结协作、共同奋斗的个人素养,以及文化认同和文化自信。

(2)树立榜样,勤求古训,博采众方,传承创新中医传统。

(3)崇尚科学,追求真理,不断创新,精益求精,追求科学。

(4)知行合一,爱岗敬业,职业认同,刻苦钻研,工匠精神。

案例一 中药炮制学会会徽与会歌——坚定中医药文化自信

一、案例内容

中华中医药学会是我国成立最早、规模最大的中医药学术团体。为促进中药炮制学科发展和学术交流,中华中医药学会成立中华中医药学会中药炮制分会,至今已有30余年。2021年中华中医药学会中药炮制分会发布了会徽(图1-1),原主任委员贾天柱教授对会徽进行了解释:整体是仿鼎字形设计,寓意中药炮制的传承发展,千秋鼎盛。这是以水火两个汉字拼音的S、H组成。中间的是变形的S,两边与中间结合就是变形的H。上下双山,下山代表炮制历史悠久,基石坚固。上山代表炮制人勇攀高峰。整体设计中还有"中"字的含义,以示中国中药炮制,特色明显,显示了中药炮制是所有中药学科中唯一一个没有国外对应的学科。白底红字,清晰明了,象征白水红火,中药炮制必将红红火火地发展起来。两条白杠,可理解为黄河、长江,南北共融,东西贯通,底蕴深厚。水和火都是人类生活必需的,也是中药炮制的基本技术。水火是两个神,水神是共工氏,火神是祝融氏,因此,中药炮制就是水火的二神操作。这又有"上善若水,水善利万物而不争"的含义,喻示炮制人在默默地奉献、奋斗。所以,中药炮制必将振兴,必将独步天下。如果把这个标志翻转过来,那就是炮制P、Z的拼音组合,前后合称"水火炮制杯"。

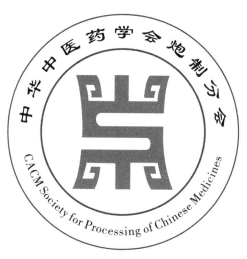

图1-1 中华中医药学会中药炮制分会会徽

《炮制之歌》是一首不含炮制字样的歌曲,文中没提到一个炮制,但却如实反映了炮制的古今及其理想和决心(图1-2)。该歌曲由中华中医药学会中药炮制分会原主任委员贾天柱填词,中国音乐家协会会员、国家一级作曲安九六谱曲,是中华中医药学会中药炮制分会会歌。创作会歌的目的是要团结、凝聚炮制人心,提振士气,共同奋斗,开创炮制美好的未来。

炮 制 之 歌

1= F 4/4

贾天柱词
安九六曲

（进行曲 坚定有力的）

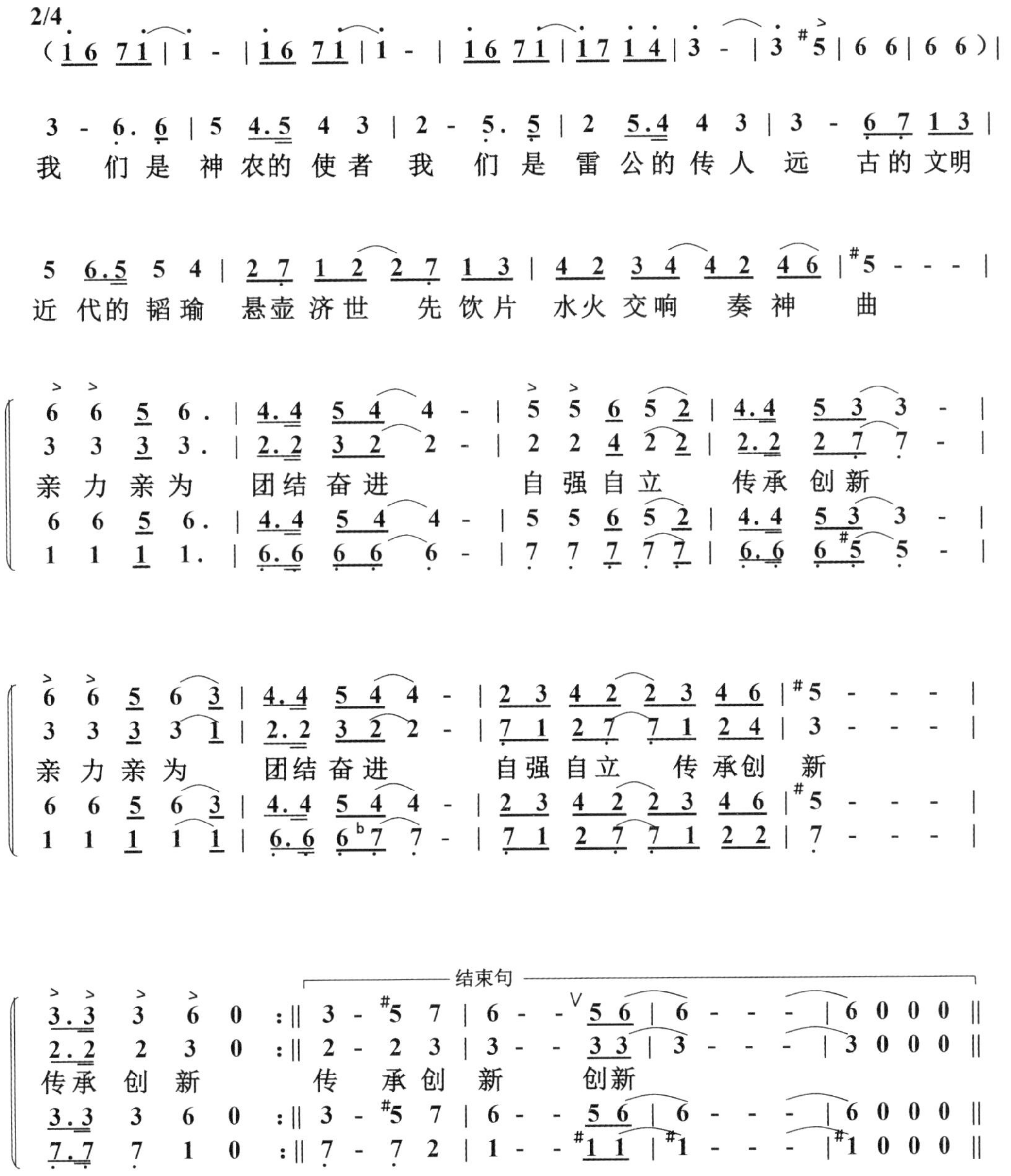

图1-2 中药炮制分会会歌——炮制之歌

二、教学设计与实施过程

本案例主要采用课堂讲授法、多媒体教学方法、演示教学法及情境教学法等。课堂采用寓教于乐的形式,讲解炮制会歌的来历,展示案例图片,播放会歌,教师与学生一起学唱会歌,激发学生学习兴趣,引出本节课所讲内容。在讲解中药炮制概念时,引入该案例,激发学生的学习兴趣,加深他们对中药炮制学的理解和记忆。学唱会歌能够帮助学生更直观地感受中药炮制文化的魅力。通过歌词的传唱,学生能够了解到中药炮制的历史渊源、基本原理以及实践技巧,从而在潜移默化中接受中药炮制文化的熏陶,有助于培养学生的文化自信和民族自豪感,使他们更加珍视并传承中医药文化。

三、教学效果

1. 教学目标达成度　通过学习中药炮制学会会徽与会歌,学生加深对中药炮制学的理解和记忆,增强学习积极性、文化自信和专业自豪感。

2. 教师的反思　通过加入中药炮制分会会徽讲解与学唱中药炮制分会会歌环节,有效提升了学生的参与度和学习热情。通过会徽的解读,学生深入理解了中药炮制的精髓,在歌声中感受到传统文化的魅力。这一教学方式不仅丰富了课程内容,也增强了课程思政效果,有助于培养学生的文化自信、专业自信和爱国情怀。

3. 学生的反馈　一改传统教学模式,寓教于乐、学生参与传唱会歌,激发了学习兴趣,学生积极参与课堂活动,加强了学生与教师之间的互动,课堂氛围好,调动了学生的学习积极性。学生增强了专业认同感,并坚定了文化自信。

案例二 张仲景与炮制——坚定中医药文化自信

一、案例内容

张仲景,名机,字仲景,南阳涅阳县(今河南省邓州市穰东镇张寨村)人。东汉末年医学家,建安三神医之一,被后人尊称为“医圣”。张仲景广泛收集医方,写出了传世巨著《伤寒杂病论》,以脚注形式记载了大量中药炮制方法,如桂枝(去皮)、附子(炮,去皮,破八片)等,是处方中不可分割的重要组成部分。以《伤寒论》为例,其书中共有药物91味,其中经加工炮制者50多味,涉及炮制方法20余种,在中药炮制学发展史上留下了不可磨灭的痕迹。在饮片的炮制认识方面,张仲景《伤寒论》炮制方法的最大特色,在于体现了中医临床的规范性与灵活性的统一。

在炮制规范性方面,以半夏为例,《伤寒论》含有半夏的处方18首,无论是入汤剂还是散剂,使用之前都要“洗”,以去除半夏的毒性,保证临床用药安全。《伤寒论》字字珠玑,行文有详有略,需要读者前后互参,从不浪费半点笔墨。但如半夏等药物炮制方法的记载,仲景却不厌其烦,反复标注,足见其将炮制方法视为临床疗效的重要影响因素,亦是临床用药规范性的体现。

在炮制灵活性方面,《伤寒论》中记载的炮制方法虽简单,但都根据临床证候灵活运用。如调和药性用炙甘草,清热解毒治疗咽喉疼痛时则用生甘草;回阳救逆用生附子,温中散寒则用炮附子等。再如吴茱萸在《伤寒论》中有"洗""生用"等区别。仲景用汤洗吴茱萸也同汤洗半夏一样,意在减轻吴茱萸的毒性。而对于阴寒较盛,往往强调吴茱萸生用,体现了仲景临床应用生熟饮片的灵活性。

二、教学设计与实施过程

本案例主要采用课堂讲授法、多媒体教学方法、讨论法以及情境教学法等。在讲解临床中药炮制学的发展概况时,以张仲景生平事迹和《伤寒杂病论》的影像资料导入,引出"张仲景与炮制"这一主题。通过问题引导学生思考"医圣对炮制有哪些贡献",激发学生的兴趣和参与度,引导学生意识到传统中医药的科学性。同时,开展主题讨论——如何在当今时代继承和发扬中医药经典,鼓励学生在未来的学习和生活中激发学习经典的热情。

三、教学效果

1. 教学目标达成度

(1)通过讲述张仲景的生平和《伤寒杂病论》,学生不仅加深了对张仲景求实创新精神的理解和记忆,也增强了学习的积极性和文化自信。学生通过了解张仲景在医学实践中求实和创新的具体事例,理解了中医药的科学性,并在学习过程中树立了对科学探究的崇敬和热爱。

(2)通过讨论汉代张仲景及其经典书籍,学生的学习兴趣被充分激发。结合多媒体教学和互动讨论,学生更加积极参与课堂活动,也愿意在课堂内外探讨和实践求实创新的精神,从而开拓他们在自己的学习和生活中传承中医药精华的方法与途径。

2. 教师的反思　在本次教学中,教师发现多媒体手段的应用极大地吸引了学生的注意力,增强了他们的学习兴趣。分组讨论有效地培养了学生的批判性思维和科学探究能力。然而,部分学生对讨论主题的理解有偏差,需要教师进一步引导和启发。

3. 学生的反馈　本次课程内容丰富,形式多样,增加了他们对科学探究的兴趣。许多学生表示,张仲景对炮制的贡献,使他们受到了启发,愿意在学习和生活中传承好中医药精华。部分学生希望今后能有更多类似的课程和活动,帮助他们更好地理解和应用科学方法。

案例三 最早的中药炮制品实物被发现——培养严谨的科学精神

一、案例内容

2015年底,海昏侯刘贺墓主椁室中出土了装有半盒疑似虫草类样品的木质漆盒。中国工程院院士、中国中医科学院院长黄璐琦在接受采访时表示,他所在的科研团队经过

3 年时间的研究发现,该样品为玄参科地黄属植物根的辅料炮制品,其外层的辅料有淀粉和蔗糖等成分。专家认为,这是迄今发现的我国古代最早的中药炮制品实物。

黄璐琦团队与江西省文物考古研究院考古工作者共同撰写的论文已发表在《科学通报》杂志上。论文中称,中药炮制技艺是国家级非物质文化遗产,体现了中医用药特点,有关炮制药物的文字记载最早可追溯到《黄帝内经》,但古代对于炮制工艺的记载文字简短,使复原传统技艺、实现"遵古炮制"存在一定困难。

黄璐琦介绍说,在采用了显微、质谱、核磁及三维重建等多种现代科技后,研究团队认为样品由玄参科地黄属植物根及其外辅料层组成。"这是迄今发现的我国古代最早的中药炮制品实物。"黄璐琦说,其发现和鉴定为深入了解中国古代药物炮制与应用历史奠定了基础。

黄璐琦表示,出土样品盛于漆木盒,而不是盛于金属器皿,可能与《雷公炮炙论》记载地黄"勿令犯铜铁器"有关。另外,据《神农本草经》记载,地黄可以"逐血痹""除痹",与《汉书·武五子传》描述的墓主刘贺"疾痿,步行不便"相对应。《神农本草经》收载的365 味药中,仅记载地黄一味药"生者尤良"。"生者"与干地黄相对而言,即新鲜的地黄根,未经过炮制加工。

据研究团队成员、安徽中医药大学教授彭华胜介绍,宋代《尔雅翼》记载"苄者,今之地黄。古以为菜,铏羹用之"。由此可看出,食用新鲜地黄需要进行适当的加工炮制。通过对出土样品进行分析,研究团队推测出了该样品的炮制加工工艺,即地黄植物根进行蒸或煮制后,再裹以淀粉和蔗糖等辅料。辅料中淀粉和蔗糖的应用,可能与炮制"矫味矫臭、利于服用"的作用有关。

二、教学设计与实施过程

本案例主要采用课堂讲授法等。教师介绍相关背景,展开课堂讨论,提出如何识别炮制品文物,激发学生主动探索的兴趣,根据学生的发言,给予积极正面的总结,引导学生对炮制品文物及质量鉴定的兴趣,增强学生的文化自信、专业自信的同时,拓展学生的科学家精神,培养学生的情怀,增加学生的课堂体验感与获得感。

三、教学效果

1. 教学目标达成度　通过讲述迄今最早的中药炮制品实物,加深学生对炮制的认识,引导学生向科学家学习,增强学习积极性、文化自信和专业自豪感。

2. 教师的反思　采用现代技术研究中药,特别是研究炮制品文物的素材,能激发学生兴趣。但相关技术手段在炮制品研究中的作用不同,教师应认真备课,做好提问预案,以便于在课堂上更好地开展教学。在教学形式上,课堂互动环节可引入多媒体等形式,提出"相关技术分别提供何种信息,如何鉴定炮制品",积极请学生参与讨论,充分调动每位学生参与互动的积极性与热情。

3. 学生的反馈　在以"学生为中心"理念的指导下,从"老师讲,学生记"的传统教学模式改为学生主动学、主动参与。介绍相关科学家的事迹,可提高学生学习兴趣,对中药炮制引起中药化学成分的改变有了更加直观的认识,有利于学生自身价值观的塑造。

案例四 46 年匠心坚守——传承炮制技艺，弘扬工匠精神

一、案例内容

胡昌江教授，是国家级非物质文化遗产——中医炮制技艺传承人。在成都中医药大学与中药炮制结缘，46 年来，干科研、干临床，他从未停止探索"中药炮制技艺"的脚步，用坚守和热情书写了"一方一法"的故事。

中药炮制是随着中药的发现和应用而产生的，其历史可追溯到原始社会。我国现存较早的医方书《五十二病方》收录的方中，就已经包括了净制、切制、水火共制等炮制内容。随着中医药的发展，我国中药炮制技术逐渐出现了四个流派，而四川就是其中一派。1972 年，胡昌江老师进入成都中医药大学学习中药炮制时，也曾犹豫过。"当时想，炒一辈子药有什么出息呢，但是后来通过对炮制的接触、老师的讲解、自己的体会，就慢慢喜欢上了这门课。"胡昌江教授说。从 1975 年毕业到现在，胡教授从事中药炮制已经整整46 年。10 多年来，作为非遗传承人的胡昌江教授，一直积极从事中药炮制教学。中药炮制绝不是一门轻松的技艺，比如有名的清宁片，需要经武火蒸煮、烘干、晾干等炮制而成，工序复杂。中药炮制也绝不是一门追名逐利的技艺，不会有像西药研发一样的巨大经济效益。同时，这也是一门少有成就感的技艺，炮制者身在幕后，不会得到像医生一样的成就感和患者的认可。哪怕是这样，胡昌江还是一直坚持中药炮制，他认为，"临床用药如果不懂得炮制，就有如辨证施治不知阴阳。学习炮制能让医生了解中药，保证临床用药安全、有效"。

中药炮制是中医长期临床用药经验的总结，作为中医药院校中医相关专业的学生，学习临床中药炮制学课程是必不可少的。与此同时，我们还应当向胡昌江教授学习，弘扬他身上的这种工匠精神，带着兴趣和热情去学习，在我们熟悉和热爱的领域发光发热。

二、教学设计与实施过程

本案例主要采用课堂讲授法、举例法、多媒体教学方法、启发式教学法等。教学设计上，以胡昌江教授的经历和精神为案例，通过播放相关视频来引起学生的兴趣，激发他们对中医炮制技艺的探索欲望，介绍中医炮制技艺的历史渊源和重要性。在课堂开始后，首先播放胡昌江教授的故事，以此引出本节课所讲内容。在实施过程中，通过讲解、讨论和案例分析，展开课堂讨论，鼓励学生积极参与。在讨论过程中，根据学生的发言给予正向的反馈，引导学生了解中药炮制的复杂工序和对临床用药的重要性。同时，强调学习中药炮制不仅是为了提高临床用药的安全性和有效性，更是在传承中医药精髓的过程中发挥着重要作用。

三、教学效果

1. 教学目标达成度

（1）通过对胡昌江教授故事的讲述和中药炮制技艺的学习，引导学生理解和尊重传统文化价值，激发学生对中医炮制技艺的兴趣和探索欲望，增强文化自信和专业自信。

（2）通过了解胡昌江教授对工作的执着和专注，培养学生的工匠精神与责任担当意识，引导学生理解医者的社会责任，强调医学工作者的敬业精神和精益求精的态度。

2. 教师的反思　通过案例教学，可以激发学生对中药炮制技艺的兴趣和理解，在讲解炮制技艺的复杂工序和对临床用药的重要性时，需要更加生动地呈现案例，并引导学生进行深入的思考和讨论。在课堂实施过程中，需要更多的互动环节，以确保每个学生都能够积极参与到教学活动中来，因此应更加注重课堂氛围的营造和学生参与度的提升。同时，在评价学生的表现时，需要更加客观公正，并及时给予正向的反馈，以激励学生继续努力学习。通过不断地反思和调整，可以提升教学水平，以更好地满足学生的学习需求，促进他们的综合发展。

3. 学生的反馈　通过案例教学和讨论，学生们得以主动参与课堂，提升了学习兴趣，深入了解了中药炮制技艺的历史渊源和重要性，增强了对中医药文化的认同和自豪感。有助于帮助学生更好地理解中药炮制的复杂工序和临床应用。在课堂互动环节中，学生们积极参与讨论，提出问题，表达了对教学内容的兴趣和好奇心，增强了参与度，并且促进了与教师之间更深层次的互动。这种以学生为中心的教学理念使得课堂氛围更加活跃，充分发挥了学生的主观能动性，使得学生们更加积极地投入学习过程中。同时，这种教学方式也激发了学生的学习动力，使他们对中药炮制有了更加直观的认识，有助于塑造学生自身的价值观和认知结构。

第二章　中药炮制辅料和方法分类

本章对中药炮制常用辅料的来源、制备方法、药性、辅料与药物炮制后对药物的影响等内容进行介绍，使学生对中药炮制辅料作用理论有初步的认识，在树立学生中药炮制辅料文化自信的同时，也明确辅料作用理论的科学性，树立学生的理论自信。对中药炮制方法及分类的讲授，使学生熟悉不同历史时期，不同中医药学家对中药炮制方法分类的特色和依据，以中药炮制学家缪希雍自学成才、医德高尚、医术精湛为学习榜样，树立榜样的力量。通过中药饮片生产与管理核心内容的讲授，学生能深入理解社会主义制度的优越性，培养学生遵守中药炮制法律法规的意识，学会运用法律法规解决中药炮制中存在的常见的生产和管理问题。

一、教学目标

1. 知识目标　掌握中药炮制常用辅料及其药性、功能主治、辅料与药物炮制后对药物的影响、适宜炮制的中药、三类分类法、药典分类法、中药炮制法规。熟悉常见的中药炮制方法及分类。了解中药饮片的生产和管理。

2. 能力目标　学生能够根据证候选择最佳炮制品运用于临床，并结合制则，通过添加辅料炮制制备饮片。

3. 思政目标　通过本章内容学习，树立中药炮制辅料的文化自信和理论自信，遵守中药饮片生产和管理法规，以著名医药学家为学习榜样，传承并创新中药炮制辅料和方法。

二、相关知识板块的思政元素分析

（1）充分认识中医传统文化，树立服务人民的家国情怀，达成文化认同，树立文化自信和专业自信。

（2）社会制度优越，民族复兴，中药炮制事业全面飞速发展，爱党爱国，政治认同和家国情怀。

（3）刻苦钻研，知行合一，吃苦耐劳，勤于实践，尊重患者和关爱生命的大国医精神。

案例一 辅料黄酒的使用——培养文化自信

一、案例内容

古代炙药多用黄酒,酒性大热,味甘、辛,能活血通络,祛风散寒,行药势,矫味矫臭。药物经酒炙后,有助于有效成分的溶出而增加疗效。酒多用作炙、蒸、煮等辅料,酒炙品为临床常用饮片。

酒传统中医药文化与中国酒文化都具有源远流长的历史和博大精深的内涵,两者之间还存在着"同宗同源"的深刻联系。在中医缘起的诸多讨论中,"医巫同源""医易同源"说法自古有之。上古时期,巫医们在治病时已知借助酒力使药物取得成效。殷商时期,"医"作"毉"形,义旁为"巫"。周代,"毉"字的义旁演变为"酉",自此也就出现了"醫"字。关于"醫"字的释义,东汉许慎在《说文解字》认为"醫,治病工也。从殹从酉。殹,恶姿也。醫之性然,得酒而使,故从酉"。逐渐形成了"医源于酒"或"医酒同源"的认识和说法。

《黄帝内经》载酒可单独治病,亦可用于药物炮制。《素问·血气形态》篇中还具体记载有"经络不通,病生于不仁,治之以醪药",认为经络运行不畅时宜用药酒治疗,与今之认识的酒味甘、辛,性大热,能活血通络,祛风散寒,散结消瘀,行药势等相一致。东汉时酒已在中医药中广泛应用,所以班固在其《汉书·食货志》中提到"酒,百药之长"。

二、教学设计与实施过程

本案例主要采用课堂讲授法、直观演示法、参观教学法和互动式教学法。课堂采用这几种教学方法相结合,以学生为主体,教师为主导,营造一种良好、平等的教学环境。在本节课预习阶段,引导学生自主游学河南博物院,了解中原酒文化。课堂开始后先通过播放的"醫"历史沿革图片,让学生理解酒在中医药发展中的重要作用,引出本节课所讲重点和难点内容,即酒的药性、功能主治及在中药炮制中的作用,引入案例《黄帝内经》《神农本草经》等典籍中酒炮制药物及临床应用。根据酒的药性和功能主治,以及炮制的制药原则,展开课堂讨论,激发学生辨证制药的兴趣,根据学生的发言,给予正向的反馈,引导学生认识酒制药物发展的概况、取得的成就,以及存在的不足,运用现代多学科交叉技术解决此问题,增强学生对酒等炮制辅料的文化自信。

三、教学效果

1.教学目标达成度

(1)通过讲述酒的药性和功能主治,加深学生对酒在中医药产生和发展中作用的认识,增强学习积极性、文化自信和专业自信。

(2)通过列举《黄帝内经》《神农本草经》等典籍中酒炮制药物及临床应用,提高学生对酒炮制药物及其临床应用研究的认识和了解,增强学生传承、创新酒制炮制的专业责任感和社会使命感。

2.教师的反思

（1）融入途径的选择，如何让学生更深入地认识到酒在中医药产生和发展中的作用及其历史炮制沿革，让学生深刻体会学习酒制炮制理论。通过鼓励学生自主参观教学的方法，学生游学博物馆，了解河南作为中原酒文化的发祥地，学生走进历史，身临其境地感受酒文化。通过中医药典籍的经典阅读，引导学生感受酒在中药炮制中的博大精深，提升学习效果。

（2）选择经典中医药典籍和具体典型中药的案例，这需要根据各个授课教师自己的实际情况，选择与当地学生相关，或熟悉的社会热点案例，才能引起学生的学习兴趣，增强学生的参与度。

3.学生的反馈　课堂上改变了"老师讲，学生记"的传统教学模式，问题引导式的教学方法吸引了学生的学习兴趣，提升了学生在课堂上的参与度，加强了师生之间的互动，课堂氛围好，充分发挥了学生的主观能动性。通过本节课的学习，学生对酒的药性、功能主治和辨证酒制中药有了一定了解，同时增强了学生对中药酒制炮制机制的重视，激发了学习动力，有利于学生传承、创新酒制炮制。

案例二　饮片产业蓬勃发展——培养专业自信

一、案例内容

中药饮片生产源远流长，早在东汉时期，《黄帝内经》《五十二病方》《伤寒论》和《金匮玉函经》等书中已记载中药炮制方法、具体药理及炮制理论，标志着中药饮片生产的创立。至魏晋南北朝时期，雷敩撰写《雷公炮炙论》，明确了300余种常用药物的炮制工艺。至宋代，随着社会经济的繁荣，市面上开始出现医馆，并招收伙计或学徒参与中药饮片的炮制，因此，此时期标志着中药饮片的生产逐步向手工业发展。明清时期，开始出现了药行、药号、药庄、药店等"前店后厂"的经营模式，出现了作坊式的生产方式。

新中国成立后，随着经济的发展和专业的中药饮片生产设备的产生，生产中药饮片的工厂逐步发展起来，实现了生产的机械化，现已走向了数字化和智能化，提高了生产效率。中药饮片生产企业环境整洁、空气清洁，厂房按净制、软化、切制、炮炙（炒、炙、煅、蒸、煮等）、干燥、过筛、灭菌、包装、仓储等工艺流程进行布局。国家出台了许多法律法规、部门规章、政策性文件、标准规范，对饮片生产实行了药品生产质量管理规范（GMP）管理，中药饮片生产规范化水平及饮片质量明显提高。开展"十一五""十二五"科技支撑计划和"十三五""十四五"国家重点研发计划中药炮制基础研究和智能装备研究，促进产业标准化水平提升，解决饮片行业发展的"卡脖子"问题，提升饮片产业的科技内涵，取得了较多的科研成果，显著提升了国家级地方标准水平。

过去的20多年，中药饮片市场规模快速增长。工业和信息化部数据显示，1996年中药饮片工业总产值为4.7亿元，2022年达顶峰（2229亿元），增长了400余倍，年均增长率超过20%,近几年年产值维持在2000亿左右。2021年的利润率达12.1%,较2020年(6.8%)显著提高,利润率近年来首次超过12%。

二、教学设计与实施过程

本案例主要采用课堂讲授法、举例法、启发式教学法和互动式教学法。课堂采用这几种教学方法相结合。在课堂开始后先通过播放中药饮片生产和管理的过去、现在和未来发展趋势的图片和视频,让学生认识现代中药饮片生产和管理的现代化和智能化,引出本节课所讲内容。在讲解中药饮片生产和管理的主要内容时,引入案例,并设置有关中药饮片生产管理和生产的问题,展开课堂讨论,激发学生主动探索的兴趣,根据学生的发言,给予正向的反馈,引导学生认识中药饮片行业的飞速发展,体现党和国家对中药炮制事业的重视,如制定一系列制度和政策,给予大量的经费支持等,展现了社会主义制度的优越性。

三、教学效果

1. 教学目标达成度 通过讲述中药饮片生产发展历程,让学生们了解科技的快速发展。激发学生的主动学习能力,提高其对中药炮制的学习兴趣,培养学生的专业责任感。

2. 教师的反思 融入途径的选择,如何让学生了解中药饮片生产发展的过程。采用比较教学法,通过比较中药饮片生产和管理的过去、现在和未来发展趋势,以中药炮制行业取得的成就数据,中药炮制人才蓬勃发展,学生能直观了解中药饮片企业的快速发展,我国整体科技能力的提升,国家对中药炮制发展的重视,以及当前社会制度的优越性,从而激发学生的专业认同感。

3. 学生的反馈 通过本节课的学习,学生对中药炮制行业在短短几十年内取得的辉煌成就感到骄傲和自豪,学生对社会主义制度的优越性更加坚定。

案例三 缪希雍与《炮炙大法》——培养刻苦钻研的精神

一、案例内容

缪希雍(1546—1627),字仲淳,号慕台,海虞(今江苏常熟)人,明代医学家,著名中药炮制学家。自幼体弱多病,幼年丧父,幼年孤苦。17岁患疟疾,自阅医书,遍检方书而自己治疗,遂至痊愈。遂立志从医,搜求医方,刻苦裹足读书十年,苦心研究药道,博涉各种医书,尤精本草学,认为"神农本经,譬之六经,名医增补别录,譬之注疏,本经为经,别录为纬"。27岁的缪希雍告别亲人,离开家乡,踏上拜师求学和行医之路。缪希雍也以真诚相见,虚心访学求教,遇有会心处,辄札记之,用存利济,历经30余载,最终撰写成书《本草经疏》。

缪希雍行医40年,急病人之急,只要有求必应,不畏生死,路途再远也一定前往。缪希雍平等对待病人,行医开方以奇著称,世人争相摘录其方,相互传送并试用,疗效显著。

缪希雍行医的道德准则,具体体现于其提出的"祝医五则"。

缪希雍所撰《炮炙大法》是继《雷公炮炙论》之后的第二部炮制专著。在继承前人的基础上,又充实了其实践经验,对中药炮制、制剂、鉴定、贮藏等做出了较为全面的论述,为我国中医药学理论的充实和完善做出了卓越的贡献,特别是为中药炮制史写下了新的一章。

二、教学设计与实施过程

在该章节内容讲授前,以任务为驱动,引导学生自主学习缪希雍的《炮炙大法》《先醒斋广笔记》,以及自主观看百家讲坛《大国医——缪希雍》,了解其对中药炮制的贡献,以及个人的大医之路。课堂开始后,采用讨论式教学方法,引导学生对缪希雍中药炮制的贡献以及炮制方法分类进行讨论,引出本节课所讲内容,明确不同炮制方法的内涵,引入案例,激发学生主动探索不同医家炮制分类特色的兴趣,根据学生的发言,给予正向的反馈,引导学生构建自身炮制发展方向,鼓励学生以榜样为力量,提升学生的抗挫能力。

三、教学效果

1. 教学目标达成度

(1)通过讲述缪希雍的中药炮炙分类法,学生触类旁通,能理解其他医药学家中药炮制分类法的特色,树立创新意识。

(2)通过缪希雍的大医之路案例,为学生树立榜样力量,提高学生的抗挫能力。同时,增强学生的专业责任感和社会使命感。

2. 教师的反思

(1)如何让学生喜欢中药炮制学,其中重要的元素是树立榜样的力量。因此,本章节以我国第二部中药炮制学专著作者——中药炮制学家缪希雍为榜样,注重讲述其中药炮制分类法和对中药炮制做出的贡献的同时,融合其大医之路,让学生深刻体会在成才之路上名医大家都是经历了"天将降大任于斯人也,必先苦其心志,劳其筋骨",激发学生为中药炮制事业奋斗的意志,提升学生的抗挫能力。

(2)以缪希雍为案例,对其中医药学家炮制分类法讲授做到触类旁通,也可选择与当地学生相关或熟悉的中医药学家,以现实人物为榜样,增强学生的对榜样的信任度和学习欲。

3. 学生的反馈 通过本节课的学习,学生对不同时期、不同医药学家的中药炮制分类法有了一定了解,同时引起了学生对榜样学习的重视,激发了学习动力,有利于学生早日成为中药炮制学家。

第三章　中药炮制的基本理论

中药炮制起源于中药的发现和应用,在中医临床需要与相应加工炮制技术的结合中发展和提高,是中医治疗体系中的一个关键环节。中药炮制理论是中医药学理论体系的重要组成部分,是古代医家在长期的用药实践中总结而成的,用以指导中药炮制的临床用药和加工炮制。中药炮制理论的产生是中药炮制学发展到一定程度的必然产物,对中药炮制学的发展起到了极大的支撑和推动作用,使中药炮制学科体系更加完整。中药炮制是一门传统的制药技术,在进行炮制实践的过程中需要遵循一定的法则。传统炮制的制药原则是运用中药的药性相制理论和七情和合的配伍理论,选择合适的炮制方法和辅料,用来制约药物偏颇之性,增效药物疗效,达到临床用药的要求。中药炮制的基础理论主要有炮制适度理论、炮制解毒理论、炮制药性变化理论、辅料作用理论、炮制生熟异用理论、炭药止血理论等。

一、教学目标

1. 知识目标　掌握中药炮制传统制则及制法,中药炮制生熟理论,中药炮制辅料作用理论和中药炮制的药性理论;了解中药炮制的作用。

2. 能力目标　学生能够根据临床需求,选择相应的中药炮制制则和制法,能够熟练使用中药炮制基本理论指导临床用药。

3. 思政目标　通过本章内容,增强精益求精的科学精神,提高辨证思维能力,遵守职业认同和爱岗敬业职业道德,提升关爱生命和乐于助人的人文关怀和个人素养。

二、相关知识板块的思政元素分析

(1)敢于质疑,严谨求实,精益求精,爱岗敬业,传承创新的科学精神。
(2)生熟异用理论,辨证思维,关爱生命。

案例一 马钱子粉炮制工艺改进——敢于质疑,严谨求实

一、案例内容

马钱子是一味有毒中药,具有通络止痛、散结消肿的功能,临床上生品仅外用,砂烫或油炸后毒性降低,可供内服,多用于风湿痹痛、跌打损伤等。生物碱类化合物士的宁、马钱子碱是马钱子的药效成分及毒性来源,具有抗肿瘤、调节免疫、抗炎镇痛等多方面功效。2020 版《中国药典》收录"马钱子粉"炮制方法为淀粉稀释的方法。河南中医药大学张振凌教授认为,药典中加入淀粉稀释制备马钱子粉的方法,是炮制不及导致的。炮制适度是药物进行炮制时试图达到"贵在适中"的要求,由于士的宁、马钱子碱既是药效成分,又是毒性来源,临床治疗疾病,应用的炮制品炮制程度不及,可能导致毒性不降或降低幅度较小、药性过于偏盛而损伤机体且达不到治疗效果;如果炮制太过则可能药效丧失,起不到治疗作用,即"不及则功效难求,太过则性味反失"。因此,运用炮制技术炮制药物时,只有适度掌握炮制程度,才能使得炮制的药物发挥最大疗效。在炮制适度理论指导下,张振凌教授对马钱子砂烫工艺进行了优化,制备的制马钱子粉不加入淀粉即可达到《中国药典》中对士的宁和马钱子碱的含量要求,其制备方法为:取净河砂置炒制容器内,武火加热至滑利状态,按砂药比为 20∶1,180 ℃投入净马钱子,开始计时,控制河砂温度 6 分钟升温至 240 ℃,保持炒制温度 240~250 ℃,共计 15 分钟。该方法收录于2022 年版《河南省中药饮片炮制规范》。张振凌教授不仅仅完善了马钱子炮制工艺,而且也鼓励同学们在学习中药炮制的过程中勇于提出质疑,并利用自身知识去验证疑问,促进中药炮制的发展。

二、教学设计与实施过程

本案例主要采用课堂讲授法、举例法、多媒体教学方法、启发式教学法等。在课程进行前,提前让学生查阅《中国药典》中"马钱子粉"和 2022 年版《河南省中药饮片炮制规范》中"制马钱子粉"的炮制方法和含量测定,比较两种炮制方法的异同点。课堂上针对两种方法炮制原理进行重点讲解,使同学们了解马钱子砂烫减毒的目的,从而理解"不及则功效难求,太过则性味反失"炮制的适度理论,进一步通过张振凌教授"制马钱子粉"炮制方法的研究过程,引导学生在学习过程中勇于质疑,培养学生严谨求实、精益求精的科研精神。

三、教学效果

1. 教学目标达成度

(1)通过课前预习和课中讲解,提高学生发现问题、提出问题的能力,深刻理解炮制适度理论对中药饮片炮制过程的指导作用。

(2)通过列举"制马钱子粉"炮制工艺研究,提高学生对毒性中药饮片炮制的认识和

了解,增强学生的专业责任感和社会使命感。

2. 教师的反思　炮制适度理论不仅仅是中药炮制基础理论之一,同时也是一种人生态度。当我们在做一件事情的时候,做的不好不如不做,达到火候即可。如果做过了头,即所谓"过犹不及",同样会对我们造成困扰,刚刚好即可。在课程中也可以将炮制适度理论引申至生活态度,教导学生在生活中积极面对问题,勇于承担责任。

3. 学生的反馈　通过提前安排预习,学生对本章节的内容有大概的了解。学生能提前查阅文献,掌握一定的文献查阅能力,课堂上学生通过表达不同的见解,激发了自身的思考能力,再通过教师的讲解,加深对炮制适度理论的理解,充分发挥了其自主学习能力并培养了良好的学习习惯。

案例二　中药饮片生熟异用——培养辨证思维

一、案例内容

"饮片入药,生熟异用",是中医用药的鲜明特色和一大优势。中药炮制"生熟异用"理论是中药传统炮制理论的重要内容之一。中药炮制的生熟理论是总结中药生熟饮片性能变化,功效异同,并用于指导炮制生产和临床应用的理论。中药生熟概念的提出始见于《神农本草经》,在"序例"中就有"药,有毒无毒,阴干暴干,采造时月,生熟,土地所生,真伪陈新,并各有法"的陈述。汉代名医张仲景在《金匮玉函经》卷一"证治总例"中也明确指出:"凡草木有根茎枝叶、皮毛花实,诸石有软硬消走,诸虫有毛羽甲角、头尾骨足之属。有须烧炼炮炙,生熟有定。"总结出中药有生用、熟用之分。中药生品饮片经加热、加入辅料等炮制成熟药饮片后,不但改变中药性能,增强中药疗效,扩大用药范围,降低中药毒性,消除或减轻不良作用,确保用药安全,而且扩大了中医临床用药范围,增加了临床用药品种,逐步形成了中药炮制的生熟理论,主要包括生泻熟补、生峻熟缓、生毒熟减、生行熟止、生消熟补、生升熟降、生降熟升等。

生熟异用理论不仅可以指导临床根据不同病症需要选择生品或者制品,也可以指导中药饮片根据临床需求选择相应的炮制方法。在使用过程中要根据不同的中药品种、不同的临床需求选择不同的炮制方法服务于临床。

如近年来频频报道服用何首乌引发的肝毒性事件,究其原因就是何首乌生熟饮片使用不当引起的肝毒性。生首乌味苦、干涩,性微温,有苦泄发散之性,具解毒、消痈、截疟、润肠通便之功效。黑豆汁制过的熟何首乌味转甘厚而性转温,增强了补肝肾、益精血、乌须发、强筋骨的作用。生首乌有一定的肝毒性,而炮制合格的何首乌有一定的保肝作用。若生熟首乌使用不当,会引起一定的肝损伤。

二、教学设计与实施过程

以近年来中药饮片何首乌所引发的肝毒性事件为引,引导学生思考问题产生的原因,使同学们理解饮片有生熟之分,虽然来源相同,但经过炮制,饮片性状、功效发生改变,在临床治疗疾病时要辨证论治,根据需求选用饮片。

三、教学效果

1. 教学目标达成度 通过实际例子,让学生清楚相关炮制品历史渊源,沿袭前人的传统炮制经验,遵古炮制,明白相关中药炮制方法是古代劳动人民和医药学家长期的经验积累,是血汗和生命换来的成果,要心生敬畏;结合现代药理研究,提出传承与创新的重要性,激发学生对探讨中药炮制机理及论证其科学内涵的积极性、创造性。

2. 教师的反思 引入上述案例,使学生们引起高度重视,深刻理解炮制品临床上生熟异用的实际意义,激发学生的思考能力和解决问题的能力。通过教师的讲解,加深学生对炮制生熟异用理论的理解,充分发挥学生课堂积极性,提高了课堂教学氛围。

3. 学生的反馈 通过"生熟异用"理论历史沿革的学习,领会传统炮制底蕴,传承中药炮制文化,体会中药炮制哲学思想的演绎和发展,增强学生对生命的敬畏,培养学生"代代相传,生生不息"的使命感和责任感。

第四章　炮制对中药的影响

中药炮制是以中医药的基础理论作为指导，按照辨证施治用药方面的需求、制剂的要求各不相同以及每种药材自身的特殊理化性质等，通过一系列特殊的方式对原始形态中药材进行系统的加工处理，将中药材变成可供临床安全有效使用的中药饮片。当中药被特殊方法和方式炮制以后，受到一些外在因素的影响，包括加辅料和加热等处理后，促使药材中的一些原有化学成分发生了一定的改变。一些药材经过处理后其原有成分被分离出来，而有的药材成分则被转化成另一种新的成分或者是直接被分解掉，有些药材成分的量被增加或者减少。当原药材被炮制成饮片以后，该药材的理化性质以及化学成分均会发生变化，导致药材的整体疗效受到了影响，因此需要先在中药炮制过程中认识中药材的机制以及化学成分如何发生改变，再来了解中药炮制的最终目的。正因为炮制对中药的化学成分会产生明显影响，达到增效减毒或改变药性的目的，进而也会对中药的药理作用及毒理等产生变化，因此在该章节内容的教学过程中，可以结合具体的中药品种，从炮制前后对化学成分、药理作用、毒性等方面的对比，采用多种教学方法，融入思政案例教学，将思政元素有机地融入知识传授过程中，达到德育与知识掌握相统一的目标。

一、教学目标

1. 知识目标　能运用所学中药的知识，阐明炮制对中药主要成分和药性的影响；能运用中医药理论阐述中药炮制对中药方剂、中药制剂的影响。

2. 能力目标　能应用所掌握的传统中药炮制理论，能用化学成分与物质基础阐释炮制前后临床功效发生变化的原因。能指导临床合理使用炮制品，保证其安全合理应用。

3. 思政目标　通过本章内容的学习，引导学生树立中药临床合理应用的意识，树立为病人服务的理念；通过炮制对化学成分的影响及炮制前后功效的变化，培养学生"知其然而知其所以然"的科学探索精神及科研思维能力。

二、相关知识板块的思政元素分析

（1）职业认同，爱岗敬业，关爱生命，辨证思维，刻苦钻研，精益求精的老药工精神。

（2）团结协作，无私奉献，传承创新，严谨求实的现代科学精神。

（3）勤求古训，"修合无人见，存心有天知"的职业信念，遵纪守法的法治意识，诚实守信的职业道德。

案例一 附子炮制——培养敬业精神与诚信品种

一、案例内容

在中药纪录片《本草中国》第三集中，记录了中药炮制流派"建昌帮"传人刘香保将剧毒的附子炮制成"回阳救逆"的治病良药的事例。古法炮制附子，为水火共制，讲究精细、柔和、水火相济、天人合一。刘香保从事附子炮制已有 50 余年，仍小心翼翼，把含有剧毒的附子，倒进清水中，不敢有任何马虎。这种水火共制法极其繁杂，刘香保严格遵循传统工艺，确保药品的安全有效。他先把附子清洗浸泡十二回，耗时 4 天。之后在露天的空地上，用砖头搭建一个四方的围灶。将附子、生姜片、牛皮纸、糠灰、干稻草、谷糠，自下而上摆放进去。接着点燃稻草，引燃谷糠，文火慢慢煨着附子。这个过程，至少需要一天一夜，昼夜守候。等时候到了，糠尽灰冷，打开炉灶，拿两个附子对着敲击，如果传出空响，说明大部分毒性已褪，才可以进行下一步。经过火煨的附子，先晾晒一天，再放到木甑内，隔水坐锅，连续蒸 14 小时。如此这般，附子经过加热炮制，才能从毒药完美地蜕变成良药。附子炮制过程十分烦琐，需要炮制操作者具备丰富的炮制经验和高超的技艺。同时，这也体现了炮制人的诚信品质，坚持"修合无人见，存心有天知"的职业信念。

二、教学设计与实施过程

本案例主要采用课堂讲授法、多媒体教学方法等。在课堂开始后先通过播放该案例相关的视频，激发学生兴趣，引出本节课所讲内容，在讲解炮制对药性的影响时，引入该案例，并设置中药炮制与临床疗效相关性的问题，展开课堂讨论，使学生主动探索。根据学生的发言，给予正向的反馈，引导学生认识炮制改变药性以满足临床需求的重要性，从中药炮制的工匠精神，增强学生的文化自信、专业自信和政治认同感，拓展学生的思维，培养学生的情怀，增加学生的课堂体验感与获得感。

三、教学效果

1. 教学目标达成度

（1）通过讲述附子从毒药变成治病良药的转变，加深学生对炮制增效减毒的认识。

（2）通过讲述附子炮制的烦琐工序及匠人精神，增强学生的专业责任感和社会使命感，增强文化自信与专业自豪感。

2. 教师的反思 中医药传统文化中蕴含着丰富的哲理,中医药蕴含的思想观念和实践方法均能丰富教师的专业素养。专业教师自身也要充分利用身边的各种媒介和平台,加强课程思政的培训和交流,强化与思政教师的沟通,使专业课程教学与思政课程融入同向同行,将显性教育和隐性教育相统一,形成协同效应。

3. 学生的反馈 提高了学生学习的兴趣,提升了学生在课堂上的参与度,加强了学生与教师之间的互动,课堂氛围好,充分发挥了学生的主观能动性,激发了学习动力。学生对中药炮制对药物的影响有更加直观的认识,有利于学生自身价值观的塑造。

案例二 马钱子炮制解毒——培养严谨的科学态度与创新精神

一、案例内容

马钱子有剧毒,临床须炮制减毒后再使用,但炮制是怎样解毒的,这个问题长期困扰着炮制学者。20世纪80年代,南京中医药大学蔡宝昌教授潜心研究马钱子20多年,对中药马钱子的化学成分及其活性和毒性、炮制机制等进行了系统、全面、深入的研究,不仅分离得到26个化合物(包括6个新化合物),而且阐明了马钱子主要是通过改变生物碱的结构来达到降低毒性的炮制机制(见教材),证明马钱子总碱含量与毒性不成线形关系等一系列新论点。从细胞、分子水平阐明了马钱子的炮制机制,填补了中药炮制研究领域的空白。蔡宝昌教授有关马钱子的课题以第一完成人先后获得国家中医药管理局二等奖、国家科学技术进步奖三等奖及其他奖项6项。其中国家科学技术进步奖三等奖是迄今为止我国历史上中药炮制领域获得的最高单项奖。这为毒性中药炮制机制的研究起到了示范作用。同时,蔡宝昌团队还进行了中药饮片炮制工艺及质量标准规范化研究、中药质量控制关键技术——中药指纹图谱研究,均取得了突破性成果。

二、教学设计与实施过程

本案例主要采用课堂讲授法等。在讲解第四章第二节"炮制对中药化学成分的影响"时,可以播放视频资料,使学生们了解马钱子背后的炮制故事。设置问题,展开课堂讨论,激发学生主动探索的兴趣,根据学生的发言,给予积极正面的总结,引导学生认识中药炮制增效减毒背后的科学内涵及实际指导意义,尤其是炮制机制的阐明能为《中国药典》等标准的制订提供参考意义,增强学生的文化自信、专业自信和政治认同感,拓展学生的思维,培养学生的情怀,增加学生的课堂体验感与获得感。

三、教学效果

1. 教学目标达成度

(1)通过讲述马钱子砂烫前后化学成分及药性的改变,加深学生对炮制减毒增效的认识,增强学习积极性、文化自信和专业自豪感。

(2)通过马钱子具体炮制工艺参数优化及成分变化规律案例的讲解,提高学生对炮制降低马钱子毒性原理的认识,增强学生的专业责任感和社会使命感。

2.教师的反思　打铁还需自身硬,教师是学生学习的榜样。针对具体的教学内容,教师应根据学生学习的痛点和难点,认真备课,做好提问预案,以便于在课堂上更好地开展教学。同时,教师围绕这些重难点内容进行有针对性的教学活动,激发学生的学习欲望。在教学形式上,课堂互动环节可引入多媒体、课堂派等翻转课堂教学形式,开展混合式教学,充分调动每位学生参与互动的积极性与热情。

3.学生的反馈　在以"学生为中心"理念的指导下,将"老师讲,学生记"的传统教学模式改为学生主动学,主动参与。讲述相关科学家的事迹,可提高学生学习兴趣,激发学习动力,对中药炮制引起中药化学成分的改变有了更加直观的认识,有利于学生自身价值观的塑造。

案例三　斑蝥炮制——培养科学探索精神

一、案例内容

历代斑蝥炮制方法多样,沿用至今的主要为净制和米炒法,但各省市炮制工艺与药典记录存在差异,"各地各法"现象突出。

斑蝥的炮制是虫类药、毒性中药特色炮制的代表,应在大量古籍启示的基础上,对其炮制过程中出现的关键问题进行梳理、分析与研究,以便更好地发挥炮制在斑蝥减毒、增效、矫味等方面的作用,确保临床用药安全。斑蝥炮制主要包括两步:净制去除头足翅,加热炮制减毒。

降低毒性是斑蝥炮制的主要目的之一,如何在保证安全前提下,更好地发挥药效是斑蝥炮制的首要目标。评价斑蝥炮制品质量的指标是毒效兼具成分斑蝥素的含量。然而许多实验研究证实了通过三氯甲烷加盐酸能提取出斑蝥及其炮制品中的大量结合型斑蝥素,但斑蝥内服后,是否有大量结合型斑蝥素在胃酸环境中被释放出来,影响用药安全,目前没有学者研究。米炒为古今斑蝥炮制最常用方法,历版《中国药典》均单独收载。但斑蝥米炒炮制工艺参数(米的种类、米与斑蝥的用量比例、用于判断炮制终点的米的色泽)在中国药典及各省市炮制规范中存在较大出入,无统一标准,易导致炮制品的品质参差不齐,影响临床用药的安全与疗效。因此,将米的指标作为考察因素,结合"斑蝥素含量—毒性—抗肿瘤活性"的综合评价指标,深入研究各因素间、各因素与斑蝥炮制品质量间相互作用关系,优选斑蝥最佳炮制条件,建立规范、可控的斑蝥米炒工艺是比较理想的方法,这需要进一步深入研究。

二、教学设计与实施过程

本案例主要采用课堂讲授法、提问法、多媒体教学方法、启发式教学法、探究教学法等。课堂采用上述几种教学方法相结合,以学生为中心,营造一种和谐、平等、开放的课堂环境。在课堂开始后先通过播放该案例相关的视频,激发学生兴趣,引出本节课所讲内容,在讲解炮制对中药化学的影响时,引入该案例,并设置有关中药炮制与中药药效变化物质基础相关等问题,展开课堂讨论,激发学生主动探索的兴趣。根据学生的发言,给予正向的反馈,引导学生认识中药偏性改变与所含化学物质成分的相关性,从中药炮制机制中探索科学家精神,增强学生的文化自信、专业自信和政治认同感,拓展学生的思维,培养学生的情怀,增加学生的课堂体验感与获得感。

三、教学效果

1. 教学目标达成度　通过斑蝥炮制减毒案例,提示斑蝥炮制考核指标不完备,仍需要不断优化炮制方法和参数,以更好地获得质量稳定、安全有效的中药饮片,加深学生对炮制减毒增效的认识,培养学生严谨的科学态度和勇于探索的精神。

2. 教师的反思　教师是课程的主体,是教学的设计者、教学的实施者,也是课程思政元素的挖掘者与传播者,将思政元素自然融入专业知识的教学中成为考量任课教师教学质量的关键因素之一。任课教师首先要提高自身的思政素养、道德情操和科学思维水平,运用德育思维,精心提炼专业课程中所蕴含的思政元素。同时,中医药传统文化中蕴含着丰富的哲理,中医药蕴含的思想观念和实践方法均能丰富教师的专业素养。专业教师自身也要充分利用身边的各种媒介和平台加强课程思政的培训和交流,强化与思政教师的沟通,加强中药学多学科的知识的融合,注重知识谱图的作用,使专业课程教学与思政课程融入同向同行,将显性教育和隐性教育相统一,形成协同效应。

3. 学生的反馈　通过改变教学模式,将课程思政元素有机融入,采用多种教学方法和方式可有效提高学生学习兴趣,提升学生在课堂上的参与度,加强了学生与教师之间的互动,课堂氛围好,充分发挥了学生的主观能动性和积极性,激发了学生的内在学习动力,对中药炮制方法对药物偏性改变的影响有了更加直观和深刻的认识,对于学生正确思维能力和世界观的形成有非常重要的作用。

第五章 中药炮制与中医临床疗效

中医药知识是中华民族几千年集体智慧的结晶,是中国优秀文化的活化石。中医、中药、中药炮制三位一体,有了中医药就有了中药炮制。中医临床所用的是中药饮片。饮片质量优劣与否对临床疗效的发挥至关重要,中药炮制与中医临床疗效息息相关。

一、教学目标

1. 知识目标 掌握中药炮制与中医临床疗效之间的关系;熟悉中药炮制对药性的影响;了解炮制影响临床疗效的途径和方法。

2. 能力目标 通过学习,学生能用所学中药炮制知识指导临床用药。

3. 思政目标 通过本章内容的学习,增强对辨证施药、整体观及炮制入药的中医用药特点的认识,提高专业自信,强化法律精神和科学精神。

二、相关知识板块的思政元素分析

(1)远离毒品,遵纪守法,强化法治意识,严于律己,合理合法用药,树立依法制药意识。

(2)充分认识毒性药的历史贡献,辨证施药,医者仁心,关爱生命。

(3)独立思考,敢于质疑,严谨求实,培养守正笃实的科学精神。

(4)吸取精华,弃其糟粕,传承创新。

案例一 麻黄成分的特殊性——遵纪守法,强化法治意识

一、案例内容

麻黄是中医上千年抗击瘟疫的一味关键中药,不同时期的疫病虽有不同,但相同的是含麻黄的方药始终被传承使用。过去的三年里,麻黄在我国抗击新型冠状病毒疫情中也发挥了积极作用。麻黄被称作辛温解表的第一药,也被称作"发汗解表第一要药""发

汗峻剂"。

值得注意的是,麻黄里的主要药效成分盐酸伪麻黄碱在化学结构上与冰毒的主要成分——甲基苯丙胺结构非常相似,甚至可以说是"同门兄弟"。因此,盐酸伪麻黄碱便成为不法分子合成苯丙胺类毒品的主要原料。为防止其流入非法渠道,国务院下发了《国务院关于进一步加强麻黄素管理的通知》。国家对外贸易经济合作部、公安部、海关总署、国家药品监督管理局早于1998年就做出了《关于加强麻黄素类产品出口管理有关问题的通知》。通知要求对麻黄素(含从麻黄草提取和化学合成的,包括左、右旋)及其盐类、麻黄素粗品(含麻黄浸膏、麻黄浸膏粉、麻黄草粉)、麻黄素衍生物以及以麻黄素为原料生产的单方制剂等的生产、经营、使用、出口实行专项管理,以堵塞漏洞,切实防止麻黄素类产品流入非法制毒、贩毒的渠道。

二、教学设计与实施过程

本案例主要采用课堂讲授法、多媒体教学方法等。在讲授净制对中药疗效影响内容时,引入该案例。该案例选择了一味既是临床常用中药,又是特殊管理药物的麻黄,提示学生要在法律框架内执业。通过设置相关问题,展开课堂讨论,最终对学生给予正向的反馈,引导学生认识中药净制的重要性。该案例提示学生需要重视特殊管理的中药,远离毒品,知法守法,引导学生学习炮制知识的同时学好相关法律知识,树立依法制药的意识。

三、教学效果

1. 教学目标达成度

(1)通过讲述分离不同药用部位对药物临床疗效的影响,加深学生对净制环节重要性的认识,增强学习炮制的积极性。

(2)通过强化依法制药的意识,提高学生对相关法律知识的认识,增强学生的法律意识。

2. 教师的反思　中医药的从业者社会责任感要强,必须要加强法律观念。中药炮制涉及范围广,包括特殊管理药物。务必传达给学生正确的法律观念,要依法炮制、依法制药。

3. 学生的反馈　在以"学生为中心"理念的指导下,通过选择合适的案例提高了学生学习兴趣,提升了学生在课堂上的参与度,加强了学生与教师之间的互动,发挥了学生的主观能动性。本案例使得学生对炮制对药物的影响有了更加直观的认识,有利于学生价值观的塑造。

案例二 巴豆的正确使用——提高科学用药的意识

一、案例内容

巴豆剧毒却一直沿用至今,南朝刘宋时期的《雷公炮炙论》说:"用之得宜,皆有功力;

用之失宜,参、术亦能为害,况巴豆乎?"一定要恰当使用巴豆,用对了药,再毒都有功效,使用不当,即便是人参也能产生不良后果。明代李时珍说:"巴豆有用仁者,用壳者,用油者,有生用者,麸炒者,醋煮者,烧存性者,有研烂以纸包压去油者(谓之巴豆霜)。"本草中记载了这样一则医案:一老妇年六十余,溏泄已五年,肉食、油物、生冷犯之即作痛。服调脾、升提、止涩诸药,入腹则泄反甚。延余诊之,脉沉而滑,此乃脾胃久伤,冷积凝滞所致。王太仆所谓大寒凝内,久利溏泄,愈而复发,绵历岁年者。法当以热下之,则寒去利止。遂用蜡匮巴豆丸药五十丸与服,二日大便不通亦不利,其泄遂愈。自是每用治泄痢积滞诸病,皆不泻而病愈者近百人。妙在配合得宜,药病相对耳。而这里的蜡匮巴豆丸又是一个非常了不起的发明,据考证蜡匮药丸起于宋代,主要分为两种做法:一是将药物研为细末,与蜡液拌和后作丸;二是在常规药丸之外粘上蜡质外壳,将药物封在蜡层之中。后者在服用时是整体服入,这与要剥壳服用的蜡壳药丸不是一回事。蜡匮药丸的设计,主要目的是让丸药迟滞到下消化道才产生作用,因而,蜡匮实际上就是古代的肠溶剂。另一方面,古人还希望通过包裹峻猛之药,减少峻猛之药的析出,以减少毒副作用。让峻猛之药"专于攻病"而不起毒副作用,蜡匮能包裹住峻猛之药,使得上消化道不受或少受毒副作用的影响,使药物缓释,从而保证临床应用时安全有效。

可见,小小一粒巴豆,有毒又有效。正所谓"欲取其利,而去其害,则用法以制之"。巴豆的古法炮制特点主要体现加热减毒,即"得火则良"。还有以药制药的思想,如黄连炒制、斑蝥炒、甘草水煮等。现代研究表明,巴豆中的植物蛋白如巴豆毒素在加热炮制后发生变性,溶血反应降低,加热可减缓巴豆的不良反应。现代研究表明,甘草与高剂量巴豆霜合用,可减缓巴豆霜的快速利尿,大枣对巴豆霜表现出一定的配伍减毒作用趋势。巴豆的煨法、制霜法等均有去油减毒的思路,其中巴豆的煨法有面裹煨、湿纸煨、枣煨,均对脂肪油有一定的吸附作用,制霜法中主要采用物理压榨出油并利用不同材质吸附油脂。

与其说中医药佑护我们,不如说是我们的祖先在佑护我们,他们以身试药,留下宝贵的智慧遗产,作为新时代大学生一定要传承精华,守正创新。

二、教学设计与实施过程

本案例主要采用课堂讲授法、举例法、多媒体教学方法等。在讲授炮制对中药疗效影响内容时,引入该案例。该案例选择了一味既是大毒药,又能用于儿科的中药,从而引入炮制减毒增效的理念。通过该案例提高学生对炮制学作用的认识,从炮制减毒增效引申到遵循传统文化的意义,引导学生认识到遵循优秀传统文化的重要性,加强学生对中医药文化的认同、对祖国优秀传统文化的认同。

三、教学效果

1. 教学目标达成度

(1)通过讲述炮制对毒性药物巴豆的影响,加深学生对炮制重要性的认识,增强学习炮制积极性。

(2)通过强化遵循传统文化的意识,提高学生对中医药文化的认同感,提高学生对祖国优秀传统文化的认同感。

2. 教师的反思　习近平总书记指出:"中医药学凝聚着深邃的哲学智慧和中华民族几千年的健康养生理念及其实践经验,是中国古代科学的瑰宝,也是打开中华文明宝库的钥匙。深入研究和科学总结中医药学对丰富世界医学事业、推进生命科学研究具有积极意义。"中医药文化是中华优秀传统文化的典型代表,中药炮制是中医药文化中的典型代表,要通过讲授炮制学引导学生热爱本专业、热爱中医药、遵循传统文化,从而树立正确的价值观。

3. 学生的反馈　中药炮制凝聚着中华优秀传统文化的智慧,中医药历经千年,遭受各种文化、科技等外界因素的攻击仍然完整地保存了下来,而且至今保持着旺盛的生命力,其根源便在于疗效,而中药炮制恰恰起到了为中药疗效保驾护航的重要作用。该案例使得学生对中华优秀传统文化有了更加直观的认识,有利于学生价值观的塑造。

案例三　肉豆蔻炮制减毒——培养守正笃实的精神

一、案例内容

肉豆蔻含有毒性成分肉豆蔻醚、黄樟醚和榄香素。肉豆蔻醚可引起肝脂肪变性,导致坏死。肉豆蔻醚的毒性剂量为 1～2 毫克,摄入较高剂量可能导致死亡;黄樟醚有致幻和致癌作用,《欧洲药典》第 4 版规定黄樟醚在挥发油中的限量不得超过 2.5%,但绝大部分肉豆蔻挥发油中黄樟醚的含量高于该限量;榄香素可导致肝大和肝硬化。听起来很可怕,为什么我们古人却敢于用在儿童身上呢,这不得不佩服我们祖先的智慧。奥妙就在于中药炮制,肉豆蔻须经炮制后才可作为药用,炮制具有减毒增效的作用。其炮制品用于治疗呕吐、腹泻、风湿病、霍乱、胃胀气等。

肉豆蔻的炮制始载于南朝刘宋时期的《雷公炮炙论》,是煨法的最早记载。肉豆蔻的炮制方法有 18 种之多,而应用较多的是煨法,包括麸煨、面裹煨、滑石粉煨。现行肉豆蔻炮制方法有净制、滑石粉煨、麸煨、蛤粉炒等,其中有些地区兼用几种方法。目前《中国药典》(2020 年版)净制方法为除去杂质,洗净,干燥,规定含去氢二异丁香酚不得少于0.10%;麸煨肉豆蔻现行方法为麸煨,规定含去氢二异丁香酚不得少于 0.08%。贵州省、江西省、广西壮族自治区、湖南省、湖北省、安徽省、上海市及福建省的中药饮片炮制规范中也有将肉豆蔻制成肉豆蔻霜的方法。其炮制减毒机制可以简单概括为减醚减毒,增酚增效。

通过炮制减毒增效,肉豆蔻才能更好地发挥临床疗效。

二、教学设计与实施过程

本案例主要采用课堂讲授法、举例法、多媒体教学方法、启发式教学法、探究教学法以及任务驱动法等。在讲授炮制对中药疗效影响内容时,引入该案例。该案例选择了一味既常见又常用的中药,既说明炮制对保证临床疗效的重要性,又提示了药食虽同用却有各自不同的质量标准。肉豆蔻药用须遵循炮制原则,炮制不当不仅不能治病,还会适得其反。通过该案例引导学生通过学习中药炮制,引申出对职业的认同。爱岗敬业首先是平凡的奉献精神,是每个人都可以做到的;爱岗敬业又是伟大的奉献精神,因为伟大出自平凡,没有平凡的爱岗敬业,就没有伟大的奉献。由中药炮制的平凡而伟大的精神,引导学生要爱岗敬业。

三、教学效果

1. 教学目标达成度

(1)通过讲述炮制对肉豆蔻临床疗效的影响,加深学生对炮制重要性的认识,增强职业认同。

(2)通过中药炮制的平凡而伟大,提高学生对爱岗敬业精神内涵的认识。

2. 教师的反思　毋庸置疑中药炮制是中药疗效的守护神,千百年来炮制的从业者兢兢业业,在平凡的岗位上默默付出。教师要把这种宝贵的精神内涵传递给学生,正所谓"烟熏火燎何所惧,雨打风吹不动摇"。通过讲授炮制学引导学生在平凡的岗位上忠于职守,热爱本职工作,用恭敬严肃的态度对待自己的工作,做到"干一行,爱一行"。

3. 学生的反馈　通过该案例的学习及引申,学生认识到了中药炮制为中药疗效保驾护航上千年,了解到了传统中药炮制从业者克服恶劣的工作环境,遵循传统理念,坚守职业操守的宝贵精神,更加激发了学生学好炮制学的动力。

案例四　硫黄熏制——培养传承创新精神

一、案例内容

由于硫黄燃烧生成的二氧化硫气体可以直接杀死药材内部的害虫,抑制细菌、霉菌的活性;也可以与潮湿药材的水分结合生成亚硫酸,进一步形成亚硫酸盐类物质,具有抗氧化作用,对中药材初加工及贮藏具有一定的帮助作用。硫黄熏蒸养护药材其实做法十分讲究,会让二氧化硫熏蒸空气以间接作用于药材,而且熏蒸后"透过气"的药材在转存、运输等过程中还会继续挥发,二氧化硫残留量还会进一步降低,某种程度上比较安全。传统使用硫黄熏制,可以防止粉性足的药物和花类药物遭受虫害和霉变,对于动物类药材,还可以防止蛋白质发生变质,药效降低。但是,如果不当使用,会造成二氧化硫残留量超标,不仅影响药效,也会对人体健康造成巨大危害。因此,《中国药典》对二氧化硫的残留量有着明确的要求。

如何识别硫黄药材及饮片? 一闻:如果用鼻子就能闻到一股发酸呛鼻的硫黄气的药物,其二氧化硫残留会相当严重。二看:看药物的颜色和"卖相"。一般经过硫黄熏蒸后,药材表面会更光洁,颜色会更洁白或鲜艳,片形也会更好看。比如,像山药、杭白菊、百合、浙贝母等药材,晒干后本色一般偏淡黄或灰白,如果呈现出雪白的颜色,就比较可疑;而像枸杞子之类本就有颜色的药材,晒干后其颜色一般偏暗,如果呈现出特别鲜艳的颜色,也较可疑。三尝:如果从颜色上难以判断,还可以小口尝一尝是否变酸,有时间的可取适量用水泡一泡,看水是否有酸味。四捏:由于硫黄熏蒸后的药材比未熏蒸的药材含水量大,因此,用手掂一掂、捏一捏,如果感觉较重且质地柔软,水分含量特别大的,也应引起注意。

二、教学设计与实施过程

本案例主要采用课堂讲授法、多媒体教学方法、启发式教学法、探究教学法等。在讲解炮制对中药疗效的影响时,引入该案例。通过设置硫黄熏蒸历史沿革的问题,展开课堂讨论,激发学生学习兴趣。根据学生的发言反馈,给予正向的引导,引申出充分利用现代科学知识,发挥传承创新精神,来发扬中医传统精华,增加学生的课堂体验感与获得感。

三、教学效果

1.教学目标达成度

(1)通过讲述硫黄熏蒸中药的历史沿革及其优缺点,引导当代大学生要进一步优化炮制方法,生产出临床安全有效的中药饮片,加深学生对传承精华、守正创新的认识。

(2)通过列举硫黄熏蒸的危害及无奈,提高学生对中药炮制学研究任务的认识和了解,增强学生创新炮制的意识。

2.教师的反思 使用硫黄熏制中药,积极的作用是可以使药材外观变白、色泽鲜亮,改善其外观品相。其次,具有一定的防虫效果,能减少害虫对药材的侵害,降低虫蛀的风险,有利于药材的保存。再者,也能起到一定的防腐作用,抑制微生物的生长和繁殖,延长药材的储存时间。但同时,我们应该认识到过度熏硫存在诸多弊端,不仅会导致药材有效成分的量变或质变,造成药效的降低,同时可能产生毒副作用等,不利于中药行业的健康发展。因此,在授课时,教师要正确引领学生科学认识硫黄熏制药物,鼓励学生创新中药保存方法,激发学生的创新思维。

3.学生的反馈 硫黄本身作为常用中药之一,具有显著的药用价值,其药性和功能主治特点突出。根据中药炮制传统理论制则,可以利用硫黄对其他中药进行以药制药炮制,采用制则包括:相资为制、相反为制、相恶为制、相畏为制等,这样有利于创新中药炮制,产生新的炮制品,扩大临床应用。

第六章 净 制

现行版《中华人民共和国药典》(简称《中国药典》)规定,中药炮制分为净制、切制、炮炙、其他。净制是中药炮制的第一步。中药净制通过取其精华,去其糟粕,对提高饮片品质起着决定性作用。在净制过程中去除杂质、分离不同的药用部位、去除非药用部位,把炮炙过程中产生的碎屑、灰屑、生片、糊片去除,才能保证饮片合格,为中医临床用药安全有效奠定基础。因此,净制结果直接影响中药饮片的进一步炮制与临床疗效,从业人员需要认真对待并有较强的责任心。炮制出合格饮片是所有炮制人必须坚守的底线。

一、教学目标

1. 知识目标 掌握各种净选加工的操作方法;熟悉净选的目的与意义。了解净选加工的各种设备工作原理。
2. 能力目标 能够通过自主学习,独立解决中药净制生产工艺的设计和实施。
3. 思政目标 工匠精神,吃苦耐劳,团队意识。

二、相关知识板块的思政元素分析

(1)用心做药,职业认同,精益求精,勤于实践,终身学习的工匠精神。
(2)社会制度优越,民族复兴,中药炮制产业升级任务艰巨,前途光明,职业认同,政治认同。
(3)刻苦钻研,传承创新,严谨求实,全球视野的科学精神。

案例一 有心才可"去心"——培养勤于实践、终身主动学习的能力

一、案例内容

"去心"是中药加工中的一项传统工艺,早在《伤寒论》《金匮玉函经》已有去心用的记载,它属于"修制"范围,与去壳、去皮、去毛、去芦、去核等一样都是净洁药物、提高药物

纯度的重要手段,对保证饮片质量有积极意义。"去心"狭义是指去掉种子类药物的胚,如除去莲子、白果的青绿色部分。广义是指凡是存在于药材内部的、需要除去者,无论是植物、动物、矿物都可以统称为"去心"。故"去心"是广泛意义,不同品种的药物,各有不同的专门术语。如莲子、白果、连翘:去心。辛夷:去蕊、去中心、去心毛。麦冬、牡丹皮、远志:抽心、去骨、去肉骨、去木、去木心、去木质髓。巴戟天:去心、穿心。花椒:去目、去子、去实、去核。枯芩:去枯、去腐、去枯朽、去黑心。

为什么要"去心"?本草记载"心可使人烦闷""去心者除烦",所以要去心,但是几乎没有实证。去心的作用是多方面的,如古人认为白果的心有大毒,大戟的心可令人呕吐。"心"也可能是不同的入药部位,如莲肉与莲心,花椒与椒目,临床上作为两种中药应用。有的"心"没有治疗作用,或者作用很低,如牡丹皮、地骨皮。

传统炮制要求"去心"的药物有近三十种,如子果类:莲子、石莲子、白果、连翘、花椒、巴豆等。花类:辛夷、玫瑰花。皮类:牡丹皮、五加皮、地骨皮、桑白皮、白鲜皮、杠柳皮。根类:麦冬、天冬、远志、巴戟天、百部、大戟、甘遂、黄芩、牛膝。鳞茎类:浙贝母、川贝母、百合。动物类:羚羊角、猴枣、马宝。矿物类:石膏。目前,麦冬可不去心,巴戟天、远志抽去心,贝母可以不去鳞芽,莲子必须去心,连翘可以连心用或分开用,根据当地习惯处理。

一味药"去心"与"不去心",需要综合考虑。首先根据《中国药典》规定,结合传统理论,最终要根据临床疗效做决定,不能仅仅依据测了几个成分就轻率否定。因此,要做一个有心人,才能更好地"去心",为中医临床保驾护航。

二、教学设计与实施过程

本案例主要采用课堂讲授法、提问法、多媒体教学方法、启发式教学法、探究教学法等。在讲解净制章节时引入该案例,有助于更好地理解清除非药用部位。通过设置去心的目的,去心的药物范围,去心的历史沿革、法律规定与现状等问题,展开课堂讨论,激发学生主动探索的兴趣。根据学生的发言反馈,给予正向的引导,达到培养学生勤于实践、终身学习,提高个人素养的教学目的。

三、教学效果

1. 教学目标达成度 采取以学生为中心的教学理念,基于教材,超越教材。围绕古今对中药去心的认识异同,通过适当提问,展开讲述。立足课堂,超越课堂,引导当代大学生要不断创新炮制方法和优化工艺参数,以获得质量稳定、安全有效的中药饮片。基于教师的教,培养出超越教师的学生。

2. 教师的反思 去除非药用部位是中药净制的重要内容。虽同出一物,但不同的部位其物质基础不同,从而药性不同。非药用部位即不含有效成分,不具有药性的部位。古人经过长期观察发现的去心炮制理论具有重要的参考价值,要给予充分重视,不能轻易否定。该去心的要按照规定认认真真去心。教师要让学生明白,古人未必全对,也可能做对了却解释得不妥,从而激励学生利用当代的知识,优化传统的知识,达到古为今用的目的。

3. 学生的反馈 学生了解了有的药物古今皆去心,而有的药物在今天因为嫌麻烦,考虑成本问题就不去心了。学生认识到这与"炮制虽繁不敢减人工,品味虽贵不敢省物力"的古训背道而驰。"去心"与"不去心",只能在尊重传统的前提下,不断学习,通过实践来决定。

案例二　炮制设备更新换代——培养传承创新、刻苦钻研的精神

一、案例内容

所谓工业 1.0 时代是机械制造时代,是设备替代了动物和人,使机械化得到大规模的发展,生产效率得到大幅度提升。工业 2.0 时代是电气化与自动化时代。工业 3.0 时代是电子信息化时代,生产自动化为标志。工业 4.0 是实体物理世界与虚拟网络世界融合的时代,产品制造流程数字化,高度灵活、个性化、数字化为标志。

中药炮制行业目前处于哪个阶段呢?一直以来,中药饮片生产耗时费力,需要大量人工,很多步骤都需要手工才能完成,连 1.0 都谈不上。20 世纪 70 年代,我国分别在河南周口、上海、天津、吉林长春投资建立起 4 家中药饮片机械厂,标志着我国中药炮制装备逐渐步入专业化、规模化的发展阶段。设备的出现大大提高了生产效率,但是最初的设备科技含量不高,炒药机的热源甚至是木柴、煤,铸铁材质极易生锈。"十五"计划以来,中药炮制装备迎来了良好的发展时机,并在 2006 年郑州制药机械展销会上,第一次出现"饮片机械设备展馆",涌现了一批中药炮制装备制造企业。再后来,2010 年河南中医药大学炮制实验室提出饮片生产线的理念,并率先建立了国内第一条生产线。随后各大企业纷纷效仿,开发研制出自己的饮片生产线。《"十三五"战略性新兴产业发展规划》(国发〔2016〕67 号)中明确提出:加快制药装备升级换代,提升制药自动化、数字化和智能化水平;《"十三五"中医药科技创新专项规划》中也提出:研发数字化、智能化现代制药装备,促进中药工业绿色智能升级。可以说,目前炮制装备已经基本摆脱传统中药饮片生产中"加工作坊"的老印象,初步建立了包含洗药机、筛药机、切药机、炒药机、煮药锅等在内的净制、切制及炮炙装备体系,并逐渐向建立符合饮片生产特点的中药饮片炮制装备生产线转变,向实现集成化及自动化方向发展。

随着中药炮制装备的不断更新换代,近年来中药饮片生产企业逐渐开始集成融合装备制造技术、自动化控制技术等将各类中药炮制装备优化组合,研制中药炮制联动线装备。净制、切制、干燥联动装备样机将净制装备、切制装备与干燥装备组合,不仅改变了传统人工物料转运及单机操作模式,而且可初步实现中药饮片的净制、切制及干燥全过程的流水线生产,从而提高中药炮制效率。今后的发展方向就是中药炮制装备的自动化升级,中药炮制装备在线检测系统,中药饮片炮制计算机信息化管理系统。智能感官技术,如电子鼻、电子舌、机器视觉技术、质构仪等可模拟人的感官实现数字化表达,实现在线检测。非接触红外测温技术可实现动态连续非接触式温度测量,监测炮制过程中的温度参数。

目前中药饮片炮制装备的研发多集中于净制装备及切制装备,而最具中医药特色的

炮炙装备的研发及创新则相对较少。在信息技术主导的"中药工业4.0"时代背景下,如何实现中药产业的转型升级成为整个行业研究的热点。前途光明,任务艰巨,路漫漫其修远兮,吾辈当紧跟时代步伐,"撸起袖子加油干"。

二、教学设计与实施过程

本案例主要采用课堂讲授法、提问法、多媒体教学方法、启发式教学法、探究教学法等。在讲解净制章节时引入该案例,有助于更好认识炮制工业化水平现状,及相关需求与发展方向。中药净制环节耗时费力,离不开机械设备。通过设置工业X.0等问题,引入炮制领域的工业化问题,激发学生对炮制装备研发领域的兴趣,为学生拓展自主学习范围指明了方向。根据学生的发言反馈,给予正向的引导。通过讲授多年来炮制生产装备的升级历程和历代炮制人孜孜不倦的追求,达到培养学生传承创新、刻苦钻研的教学目的。

三、教学效果

1. 教学目标达成度 采取以学生为中心的教学理念,基于教材,超越教材。围绕炮制装备的从无到有、从弱到强,立足课堂、超越课堂,引导当代大学生要不断传承创新、刻苦钻研,以获得质量稳定、安全有效的中药饮片。

2. 教师的反思 中药炮制属于加工行业,总体说来技术难度不大。传统中药炮制尤其是净制环节属于劳动密集型产业,耗时费力,生产环境不佳。一直以来炮制领域工业化程度不高,与工业水平日新月异的当代很不匹配。可是,作为教师必须看到炮制工业水平的进步,很多生产设备已经今非昔比,取得了长足发展。要让学生明白,炮制装备的研发也是一个发展方向,从而激励学生继承传承创新、刻苦钻研的精神。

3. 学生的反馈 通过了解中药净制的技术要求,学生明白了炮制现代化与工业化的联系。通过了解净制环节对工业化程度的依赖,学生看到了多年来数以万计炮制从业者对行业发展所做出的贡献,从而更加坚定传承创新、刻苦钻研的信念。

案例三 动物药的炮制——培养传承创新的精神

一、案例内容

"血肉有情之品"是中医对具有滋补强壮、填精益血作用的一类动物药的统称,又以脊椎动物、有血动物为主。将动物入药深刻体现了先辈的博大智慧,我们的祖先经过长期的观察,不断的实践,筛选出一些动物药,给我们留下了宝贵遗产。当然,这其中离不开炮制这一法宝,任何中药在临床上的应用均离不开炮制,动物药也不例外。

中国医药学应用动物药防治疾病的历史悠久,远在几千年前就知道利用动物的各种器官、组织及代谢物进行防病治病。中国迄今发现最早的方书《五十二病方》中即载有鹿肉、鸡血及蛋卵等动物药。《黄帝内经》中共有13首方剂,其中5个处方是以人或动物器官、组织及代谢物入药,如左角发酒、鸡矢醴、乌鲗骨丸、马膏等,"治之以鸡矢醴,一剂知,二剂已"。《神农本草经》已有牛黄、犀角、鹿茸、阿胶等多种动物药的记载。尤其阿胶的应用,说明了中国在制药技术上早已用动物药材为原料,进行加工、提取、精制而制成疗效更佳的制剂。《本草纲目》收载药物 1892 种,其中有动物药 444 种,约占 1/4。现代出版的《中药大辞典》收载药物 5767 种,其中动物药有 740 种。当前中医临床常用的动物药有 200 多种,其中列为"细料药"的有几十种,如牛黄、犀角、羚羊角、珍珠、鹿茸、琥珀、麝香、猴枣、马宝、蛇胆、海狗肾、蛤蚧、白花蛇、海马、海龙等。动物药早已成为中国医药学宝库中的重要组成部分。

动物药之所以成为药,离不开中药炮制,只有经过炮制才能发挥其疗效。动物药大多含有蛋白质、脂肪酸、氧化三甲胺类成分,易发生分解,产生具有不良气味的生物胺,小分子醛、酮、醇、三甲胺、氨等物质,混合后散发出腥臭气味,容易造成患者出现恶心、呕吐等不良反应。中药炮制通过净制,加辅料黄酒、花椒,用炒、蒸、煮、漂方法,改善动物药的形色气味,体现了古人"相喜为制"的炮制理念。

以蕲蛇为例,实践发现蕲蛇在储存中会产生腥臭等不良气味,而通过去鳞、蒸、酒炙等方法可以明显改善气味,减少腥气,防止变质。基于电子鼻技术对中药蕲蛇药材及其不同饮片规格的挥发性成分进行分析,探讨中药炮制矫正蕲蛇不良气味的物质基础,发现蕲蛇炮制以后气味改善可能与二硫化碳、己醛等成分的降低及 3-甲基-1-丁醇、异戊酸乙酯、香茅醛、乙酸苯乙酯、L-香芹酮等 5 种偏香味物质的出现有关,为蕲蛇炮制矫味提供了科学依据。此外,对中药蕲蛇不同部位及不同饮片规格中氨基酸进行测定和比较分析,结果表明蕲蛇肉氨基酸类活性物质含量最高,蕲蛇酒炙后具有不良气味的氨基酸含量降低,为古人的炮制意图提供了科学依据。

作为当代大学生应该紧跟时代步伐,把古人留给我们的宝贵财富发扬光大,好好炮制药,炮制出好药。

二、教学设计与实施过程

本案例主要采用课堂讲授法、提问法、多媒体教学方法、启发式教学法等。在讲解净制章节时引入该案例,有助于更好认识炮制对动物药的临床意义。"血肉有情"是极具特色的中医药术语,古人对动物药的使用充分体现了古人的智慧,这其中离不开中药炮制的巨大作用。通过设置动物药炮制的相关问题,明确炮制作用,加深了学生对炮制作用的理解。根据学生的发言反馈,教师给予正向的引导。通过学习炮制对保证动物药疗效的巨大意义,达到引导学生认可中国传统优秀中医药文化,引申出培养学生具备精益求精的科学精神与文化认同的教学目的。

三、教学效果

1. 教学目标达成度 采取以学生为中心的教学理念,导入直奔目标,明确炮制对"血肉有情之品"的作用。以毒蛇——蕲蛇炮制为例能够迅速集中学生注意力,围绕炮制保证动物药临床疗效的主题,循序渐进,由浅入深。通过每一个炮制步骤的具体目的以及与之对应的物质基础变化的讲授,丝丝入扣,层层推进,使课堂教学目标达成度得到充分提高。

2. 教师的反思 动物药是中药的重要组成部分,因其化学成分的特点使得动物药的研究难度很大。炮制对动物药临床疗效的保证意义重大,动物药炮制的研究势在必行。教师在讲授动物药具体炮制要求的同时,指出动物药炮制研究的现状,通过提出问题更能激发学生解决问题的热情,并进一步激发学生对传统优秀文化的认同。

3. 学生的反馈 学生通过了解中药炮制对动物药的重大意义,进一步加深了对炮制学的学习兴趣。学生通过学习古人采用炮制把动物纳入中药范畴,扩大了药物范围,由衷地感叹古人的智慧,进一步加深了文化认同感。

第七章 切 制

　　将净选加工后的药材采用适宜的方法软化后,再将其切成片、丝、块、段等一定规格的炮制方法,称为饮片切制。饮片切制历史悠久,古称"㕮咀",指以口咬碎。《五十二病方》中载有"细切""削""剡"等早期饮片切制用语。张仲景在《伤寒论》中也记载有附子破、生姜切等。到南宋时期饮片切制日臻完善,南宋末年的周密在《武林旧事》中曾记载杭州已有制售"熟药圆散,生药饮片"的作坊了,此时在汤剂中多以"粗末""咀片"为主。而中药切制的饮片形式出现于明代中期陶华的《伤寒六书》制药法中,明确记载有"一川大黄,须锦纹者,佳。剉成饮片,用酒搅匀,爆干,以备后用"。清代吴仪洛在《本草从新》一书中的柴胡项下,提出"药肆中俱切为饮片"。在此以后饮片切制广泛应用并沿袭至今。目前,饮片切制仍是中药材加工成为中药饮片的主要技术手段,且大都用机器切制,并按要求应在通过 GMP 认证的中药饮片厂中进行。围绕饮片切制的操作工艺和质量控制方面开展的科学研究,取得了一定进展,近年还开展了颗粒饮片和超微饮片的研制。药材切制成饮片后,利于煎出有效成分,避免细粉糊化,便于炮炙时受热均匀,提升炮炙效果,利于贮藏保管,便于鉴别和调剂制剂等。

一、教学目标

　　1. 知识目标　掌握饮片的含义、饮片切制的目的、药材切制前的软化方法、饮片的类型及规格、饮片切制过程的质量标准。熟悉手工切制的方法及机械切制设备的原理或标准操作规程。了解饮片的干燥方法、包装要点、影响饮片质量的因素。

　　2. 能力目标　能根据药物的性质选择合适的软化方法,会运用切制工具进行饮片的切制操作,会使用洗药机、切药机和干燥机。

　　3. 思政目标　以"白芍飞上天,陈皮一条线,木通不见边"等特色切制饮片为切入点,培养学生精益求精、兢兢业业的爱岗敬业精神等,培养学生脚踏实地的品质和创新能力。

二、相关知识板块的思政元素分析

（1）刻苦钻研，精益求精，勤学苦练，匠心独运，体现了制药人的工匠精神。

（2）吃苦耐劳，刻苦钻研，勤于实践，痴迷专业，不怕困难，好学上进，七分润工，三分切工。

（3）创新能力，创新意识，创新思维，培养创新精神。

案例一 百刀槟榔——培养精益求精的工匠精神

一、案例内容

朱改莲是国务院命名老药工、国家级非遗传承人朱清山的二女儿，也是河南省青山药业股份有限公司负责人。作为非遗传承人，朱改莲承继了老父亲多年来潜心钻研的禹州传统中药加工炮制技艺，从事中药行业近40年来，她凭借扎实的技术功底，被评为许昌市技术能手、禹州大工匠，并拥有以自己名字命名的"许昌市朱改莲技能大师工作室"。

出生于1962年的朱改莲，从记事起就在父亲切药时在旁边递材料。"陈皮一条线，枳壳赛纽祥……麻黄鱼子样，槟榔108片"是历代中医药工遵循的切制标准。一颗大如枣、硬如石的槟榔，切出108片是对药工的基本要求。在父亲的悉心指导下，朱改莲从识药、选药开始学起，了解每一种药材的药性和功效，掌握炮制的方法和技巧。在学习切槟榔时，父亲并没有让朱改莲直接上手，而是让她先学磨刀。切槟榔用的切药刀采用特殊工艺手工锻造而成，为了使切出的槟榔片符合要求，每切半斤多槟榔就要进行磨刀，保证刀刃的锋利和"薄片"的合格。"磨刀和切药一样，都需要耐心和匠心。"朱改莲称。如果切药刀用砂纸打磨，会很快就磨好，但是这样的刀没有用磨刀石磨出来的刀锋利，切出来的槟榔片厚度也会不符合要求。厚一点的槟榔片如果入药，无法完全激发药性，治病的效果就会打折扣。磨好一把切药刀最少需要3天时间，而切出合格的"百刀槟榔"片则需要很长时间，因为切槟榔需要左手持槟榔钳夹住槟榔，右手操着老式药刀进行切割，靠的是双手的配合。在切割过程中，稍有分神，就会切中槟榔钳造成刀刃崩坏，需要重新磨刀。即便有名师指点，朱改莲也是经过一个多月的勤学苦练，切中了十多次槟榔钳，才能切出片片见边、薄如蝉翼，能够随风飘舞的槟榔片。

一个小小的槟榔，用机器不过能切出三四十片。在素有药都美称的许昌禹州市，一直保持着"遵古炮制"中药的优良传统。除了百刀槟榔片，朱改莲拿手的还有蝉衣清半夏、蝴蝶片川芎、盘香片陈皮、人字片枳壳、彩云片何首乌、云片鹿茸等。在朱改莲的手里，这些普通中药变成了一个个"艺术品"，也能更好地发挥疗效。

二、教学设计与实施过程

本案例主要采用课堂讲授法、多媒体教学方法、启发式教学法、探究教学法等。在讲解切制章节时引入该案例，通过本案例引导学生在学习和以后的工作中，要有精益求精的工匠精神。饮片切制看起来简单,实际操作中有很多需要注意的细节。槟榔108片,能达到这种程度绝非一朝一夕能够练成。让学生们能够明白凡事贵在认真,贵在坚持。

三、教学效果

1. 教学目标达成度 采取以学生为中心的教学理念,基于教材,超越教材。围绕饮片切制的发展历史,通过适当提问,展开讲述。立足课堂,超越课堂,引导当代大学生在学习中要有恒心和耐心,在工作中精益求精,展现工匠精神,为临床提供优质饮片。

2. 教师的反思 饮片切制不仅是中药炮制的一种方法,同时也是进一步炮制的前期工序,因此饮片切制不仅影响饮片的临床疗效,也会影响进一步炮制饮片的质量。虽然目前企业常采用机械进行饮片切制,但是一些贵重药材或者特殊药材仍然需要手工切制,手工切制是基础,只有在手工切制的基础上才能更好地利用现代化的机械设备为中药饮片切制服务。

3. 学生的反馈 学生了解了精制饮片切制的手法,在课堂上仅仅是案例的讲解和老药工切制饮片视频的观看,无法直观感受饮片切制的细节,可以通过实验课程的开展,让学生实际操作,感受切制的不易,更加深刻理解精益求精的工匠精神。同时也鼓励同学们在家里用蔬菜代替饮片进行饮片操作的练习。

案例二 七分润工,三分切工——培养吃苦耐劳、刻苦钻研的精神

一、案例内容

咔嚓咔嚓……伴随着有节奏的铡刀声,形如飘羽的白芍铺满了陈小兰的工作台。她是江西抚州建昌帮药业有限公司南城分公司的一名技术员,也是2022年全国五一劳动奖章获得者。这位因技术精湛多次在省级技能大赛中获奖的中药炮制能手入行仅5年。陈小兰在进入药厂工作之前,她与中药材仅有的接触记忆就是小时候去村卫生室帮父亲抓药。2017年,陈小兰经朋友介绍到药厂的包装车间上班。她看到老师傅炒药的样子很像炒菜,做得一手好菜的她萌生了试试的念头。陈小兰提出调岗申请,但未成功。她并不气馁,本职工作之外有时间就向老师傅请教。功夫不负有心人,几次提出调岗后,她终于获得了机会。

上手方知难。看上去简单的炒药,需要药师根据中药材的性状判断火候。"苍耳子要在180℃的温度下用青草混炒,40分钟左右色泽会变黄,时间短了不变色,久了会变焦,火候以几分钟计算。"陈小兰说,自己有次炒坏了100千克苍耳子。苍耳子的教训没有让陈小兰放弃。为尽快掌握这门博大精深的传统技艺,陈小兰拜老师傅付木生为师。她跟在师傅后面,眼睛一眨不眨地盯着他操作,哪里看不明白马上请教,听不懂就先记下来回家接着琢磨。

陈小兰家中有几本装订成册的笔记,由不同纸张装订而成,有的是算术本上的纸张,有的是药厂用过一面的打印纸。"三七,散瘀止血、消肿定痛……"靠着好记性不如烂笔

头的笨方法,原本很多药名都不知道的陈小兰,很快就补上了识药辨药的短板。周末别人去休闲娱乐,她却钻进车间,反复练手。碰上三伏天,车间又闷又热,她一站几个小时,每次练完都是汗流浃背。渐渐地,陈小兰知道了,润药会影响切药的成败。在切比较硬、只有拇指大小的槟榔籽时,要先以中沙润化 7 天,每天换 3 次水,润到位了才能更好切制;切药时凳子要 45°角摆放才省力,刀要磨 1 小时、开刀要达 3 寸长……"她身上最优秀的品质就是做事很痴迷,不怕困难,好学上进……"建昌帮药业有限公司南城分公司总经理章振宇说。在 2018 年公司举行的技术竞赛中,陈小兰斩获"切药""炒药"等单项的冠军;在江西省 2020 年"天工杯"炮制大赛炮制项目中,陈小兰拿下第一名。

陈小兰常告诫自己,作为一名药工,最重要的是讲良心做好药。在切、浸、煎、滤等每个环节,她都坚持工匠精神,努力做到一丝不苟。值得一提的是,陈小兰的学习并不局限于实操过程,她对中医药文化也有浓厚兴趣。陈小兰希望,待到技艺更精进时,能像师傅一样传道授业解惑,将中医药文化传承下去。

二、教学设计与实施过程

本案例主要采用课堂讲授法、多媒体教学方法、启发式教学法、探究教学法等。在讲解切制章节时引入该案例,饮片切制前需要将药材充分软化,所谓"七分润工,三分切工",软化对饮片切制至关重要。通过案例中软化的过程,提示软化并不是简单用水泡,软化过程的把控和终止需要经验积累,这中间会遇到各种各样的问题,软化不透则切不动,软化太过伤水则出现败片,这提示学生遇到困难要勇于寻求解决办法。

三、教学效果

1. 教学目标达成度　采取以学生为中心的教学理念,基于教材,超越教材。围绕饮片切制前的软化方法,通过适当提问,展开讲述。立足课堂,超越课堂,引导当代大学生要不断学习,克服困难,在学习和工作中不断前进。

2. 教师的反思　"七分润工,三分刀工"意思是药材的湿润处理比切割技巧更为重要。这句话的含义在于,药材在切制之前需要进行适当的湿润处理,在便于切割的同时保证药材的质量,湿润处理得当可以使药材的水分内外一致,软化适中不仅有助于提高切片的效率和质量,还能减少药材在切割过程中的破损,防止有效成分的损失。

3. 学生的反馈　"七分润工,三分切工"即是在做一件事之前做好充分的准备工作,才能达到事半功倍的效果,同学们在学习的过程中也是同样的道理。在本科学习的过程中,只有基础课学习扎实,在学习专业课时才能得心应手。

案例三 冷冻干燥,饮片创新——培养创新能力、思维与意识

一、案例内容

中药材经干燥加工处理后可有效保证其药效,便于运输储藏。目前中药材大多采用传统干燥方法,如阴干法或晾晒法等,存在干燥效率低、产量小、易污染等问题。随着科技的发展,一些新兴技术如冷冻干燥、远红外干燥等成为重要干燥手段。冷冻干燥技术由于是在低温真空条件下进行的,可有效避免物料所含热敏性成分的破坏。因此越来越多的学者尝试将其运用于中药领域,以解决传统干燥法对中药成分的破坏。其工作原理是将被干燥的物料预处理后在低温下快速冻结,使其降到共晶点以下,然后在真空条件下加热,使冻结的水分子升华而逸出物料的过程。我国于 20 世纪 50 年代左右引入该技术,最初应用于生物制品及药品生产中,60 年代末期开始应用于食品工业,水果蔬菜加工、肉类加工、菌类加工(如杏鲍菇、苦瓜、番茄、虾、乳酸菌制作酸奶)以及制作泡菜等。随后该技术得到快速发展,越来越多的研究者尝试将其应用于中药加工中。采用冷冻干燥技术可较好地保持中药材的颜色、气味、外观等性状和品质,避免热敏性成分的氧化分解,最大限度地保持药物的活性,拥有其他干燥技术无可比拟的优越性。

鲜地黄、生地黄、熟地黄是临床地黄常用品,在炮制过程中环烯醚萜苷类成分易水解,同时炮制后变得坚韧、难折断,限制了临床使用。而冷冻干燥技术可有效解决此问题,冷冻干燥后可抑制有效成分环烯醚萜苷类成分的水解,保持颜色鲜明,质地疏松。梓醇作为环烯醚萜苷类化合物代表性成分之一,在抽真空冷冻条件下的鲜地黄中质量分数最高,因此为最大限度保留有效成分、提高药效,应在真空低温条件下加工干燥地黄,这从侧面佐证了真空冷冻干燥技术的优势。冷冻干燥后,地黄颜色呈鲜黄色或略发白,质地酥松,含水量少。与传统方法相比,该方法在有效保留药材活性成分的基础上可使外观品质得到明显提高,储存、入药也更简便。目前张振凌教授研制的鲜地黄(冻干)新型饮片炮制技术已成果转让,并被《河南省中药饮片炮制规范》(2020 年版)收载。

二、教学设计与实施过程

本案例主要采用课堂讲授法、多媒体教学方法、启发式教学法、探究教学法等。通过冷冻干燥技术在食品加工方面的应用,引出中药炮制在这一技术上的创新性应用。列举出目前中药饮片在冷冻干燥应用方面比较成熟的典型案例,激发同学们将现代技术应用于传统中药炮制的创新性思维,为中药炮制装备研发和饮片创新提供思路。

三、教学效果

1. 教学目标达成度 通过食品方面技术的应用,抛出问题,如设备技术的革新能否在中药炮制方面使用,通过提问激发思考的方式提升学生的学习兴趣。通过讲授冷冻干燥技术在中药炮制方面的应用,提升学生的专业自信,提高学生创新思维。

2.教师的反思　冷冻干燥特色中药炮制技术是一种现代化中药炮制的技术,它以新鲜中草药为原料,通过多种工艺处理,使中药的营养成分得以最大限度地保存,同时使中药更加易于储藏和使用。冷冻干燥特色中药炮制技术能够大大提高中草药的储存和使用便利性,同时在制药品质量的保证上也更具优势。

3.学生的反馈　将其他行业的设备引用到中药饮片炮制行业,是一种创新性思路,为中药饮片炮制设备的创新和开发提供了方向。

第八章 清炒法

清炒法是根据中医临床用药特点和要求对中药进行不加辅料以不同火力加热的炒法,根据加热时间与加热温度不同,分为炒黄、炒焦、炒炭。清炒法主要保证中医临床用药安全、有效,符合中医辨证论治的要求和充分发挥药物效能。"逢子必炒"炒制种皮破裂,有效成分易于煎出。众多种子、果实类药物还须炒去油,炒香矫臭。加热清炒还可破坏某些药物中酶的活性,保存药物有效成分,消除或减弱药物毒性、改变或缓和药性等,使药物更符合临床用药。如白芥子内含白芥子苷,在芥子酶的作用下水解,生成异硫氰酸对羟基苄脂(白芥子油)、酸性硫酸芥子碱葡萄糖。白芥子炒后,芥子酶被破坏,防止白芥子苷的水解,保存苷类成分,以保药效;同时炒后种皮破裂,有效成分易煎出,能充分发挥其利气散结等功效。苍耳子有小毒,炒后毒性降低并能去刺洁净药物。又如山楂炒焦后有机酸被破坏68%,酸性降低,刺激性减弱,增强其消胀止泻的功效。山楂炭既能治血瘀又能缩短出血时间,加速凝血作用。一种药物的不同清炒法可在临床上发挥不同作用和疗效,因此在操作时要注意各种清炒法所需要的火力和制法标准。

一、教学目标

1. 知识目标 掌握清炒法的炮制目的、成品质量、注意事项;常用药物的成品性状、炮制作用。熟悉机械炒药机的原理和标准操作规程。了解清炒法的含义、代表药物的现代研究。

2. 能力目标 学生能够根据临床需求选择相应饮片;能运用不同火力完成清炒法操作;能正确判定药物炒后的成品质量。

3. 思政目标 通过本章学习,引导学生树立依法炮制、理论联系实际的严谨工作态度;培养学生的职业规范,发扬传统美德,弘扬科学家精神。

二、相关知识板块的思政元素分析

(1)医者仁心,尊重患者,关爱生命,精简诊治,知行合一,平等待人,乐于助人的人文关怀、职业道德和个人素养。

(2)辨证思维,整体观念,合理合法的中医传统、法治意识。

（3）团结协作的职业道德,传承创新,严谨求实的科学精神。

案例一　三子养亲汤——培养专业责任感

一、案例内容

三子养亲汤出自《韩氏医通》,作者韩天爵是明朝的名医,也是一位大孝子。韩天爵的父亲由于年纪大了,咳嗽有痰,气不顺。这是老人常见的问题,所以,韩天爵并不想就病开方,而是仔细构思出一个有广泛适用性的方子来,这个方子就是三子养亲汤,其中的三味本草都是菜园子里的东西:苏子、莱菔子、白芥子,炒后煎汤入药。由于种子类药材种壳在炒后会出现爆裂,易于有效成分的煎出。韩天爵的三子养亲汤一问世,马上传遍四方,大家纷纷用三子养亲汤来奉养自己家里的老人,很多人从中受益。方中所用白芥子炒后,缓和了生品的辛散走窜之性,可避免耗气伤阴,善于顺气豁痰,能散"皮里膜外之痰",痰在胁下及皮里膜外,非白芥子莫能达。炒苏子降气行痰,使气降而痰不逆;莱菔子炒后原升变为降,长于消食导滞,降气化痰。"三子"均系行气消痰之品,根据"以消为补"的原则,合而为用,各逞其长,可使痰消气顺。

二、教学设计与实施过程

本案例主要采用课堂讲授法。在课堂开始后先通过播放白芥子、紫苏子、莱菔子的图片,让学生说出其名字,引出本节课所讲内容。在介绍中药炮制前后的功效时,引入案例,并设置有关白芥子、紫苏子、莱菔子炮制前后药效差异与临床应用疗效等问题,展开课堂讨论,激发学生主动探索的兴趣。根据学生的发言,给予正向的反馈,引导学生认识中药炮制前后的作用差异,了解中药不同炮制品的临床应用,增强学生的文化自信、专业自信,拓展学生的思维,增加学生的课堂体验感。

三、教学效果

1. 教学目标达成度

（1）通过讲述白芥子、紫苏子、莱菔子的临床应用,让学生体会到中医传统的医者仁心。

（2）通过列举三子养亲汤中药炮制品的应用,提高学生发现问题并解决问题的能力,增强学生的大局意识、专业责任感和社会使命感。

2. 教师的反思

（1）融入途径的选择,如何让学生认识到中药炮制品对临床的影响,让学生深刻体会学习临床中药炮制学的实际应用价值。只有用形象的例子或典型的事例以讨论的方式让学生参与进来,学生才会有所思考或触动,才能达到较好的学习效果。

（2）选择哪些例子或案例,这需要根据各个授课教师自己的实际情况,选择与当地学生相关,或学生熟悉的社会热点例子,才能引起学生的学习兴趣,增强学生的参与度。

3.学生的反馈　通过与学生互动,教师可以更好地感知学生对所教知识的理解和掌握程度,是否有学生存在困惑或者掌握不足的情况,以及如何帮助他们解决问题。同时增强了学生对中药炮制品临床应用的印象,激发了学习动力,有利于学生自身价值观的塑造。

案例二　槟榔之毒——提高辨证思维能力

一、案例内容

槟榔,原产南洋各国,在汉朝时期传入我国。其最先被认可的就是药用价值,汉代的医家张仲景、陶弘景和葛洪在医书里面都曾多次提及跟槟榔有关的药,在药方中说槟榔能够"下一切气",可以祛除所有恶"气",比如恶心呕吐、肠胃不适等。直到现在,槟榔依然是一味很重要的中药。

早在晋代的《南方草木状》中就记载"彼人以为贵胜,族客必先进,若邂逅不设,用相嫌恨"。说的就是有贵客来,须以槟榔招待。另外槟榔古时写作"宾郎",两个字都是贵客的意思。然而现代发现当作零食槟榔的弊端远大于益处,不利于健康,并且有权威机构提出平时食用的槟榔属于一级有害物质。最新的《食品生产许可分类目录》,已取消了"食用槟榔"的类别,槟榔不再作为食品管理,也不能再颁发《食品生产许可证》。

目前常见的槟榔方药或中成药如四磨汤、木香槟榔丸、槟榔四消丸等,在实际应用中也未曾出现过严重的不良反应,历代文献只是提到槟榔有轻微不良反应以及气虚体弱者不宜用,如《本草蒙筌》云"槟榔,久服则损真气,多服则泻至高之气,较诸枳壳、青皮,此尤甚也"。《本经逢原》记载"凡泻后、疟后虚痢,切不可用也"。槟榔也是驱虫、消食的良药。

槟榔中主要活性成分及毒性成分为生物碱类,主要包括槟榔碱、槟榔次碱、去甲基槟榔碱、去甲基槟榔次碱4种生物碱,其中又以槟榔碱为主,而去甲基槟榔碱和去甲基槟榔次碱是槟榔碱和槟榔次碱在碱性条件下水解产生的,故槟榔生品力峻,临床一般使用炮制品或与其他药材配伍使用从而达到减毒增效的目的。

二、教学设计与实施过程

本案例主要采用课堂讲授法、举例法。在课堂开始后先通过播放食用槟榔和药用槟榔的图片,让学生说出其名字,引出本节课所讲内容,在介绍中药炮制前后的功效时,引入案例,展开课堂讨论,激发学生主动探索的兴趣。根据学生的发言,教师给予正向的反馈,引导学生认识槟榔炮制后可以减毒,培养学生用辨证的思维判断食物的多样性,增加学生的课堂体验感。

三、教学效果

1. 教学目标达成度

（1）通过讲述食用槟榔的毒性和现代认识，加深学生对学习的目的和认识，树立珍爱生命的意识。

（2）列举槟榔炮制减毒的作用，使学生对炮制的目的进一步认识，增强学生的专业责任感和社会使命感。

2. 教师的反思 让学生认识到中药炮制品对临床的影响，并深刻体会炮制减毒的实际应用价值。只有用形象的例子或典型的事例以讨论的方式让学生参与进来，学生才会有所思考或触动，才能达到较好的学习效果。

3. 学生的反馈 对于该类社会热点等话题的探讨，充分调动了学生的主观学习兴趣。通过本节课的学习，学生增强了对中药炮制减毒的印象，激发了学生进一步探索的动力。

案例三 十灰散之妙用——培养团结协作精神

一、案例内容

十灰散，出自《十药神书》，由十味药（大蓟、小蓟、荷叶、侧柏叶、茅根、茜根、山栀、大黄、牡丹皮、棕榈皮）烧灰存性研细末调服。用法和药物的炮制很重要，方中药物皆"烧炭"，十灰皆取其黑，如百草霜、黑墨之意（血遇黑则止）。但应注意"存性"，否则药效欠佳。十灰散的功效和功用特点：凉血止血和降火降血。十灰散用于气盛火旺导致血上溢之上部出血之证，方中的大蓟、小蓟、荷叶、侧柏叶、白茅根、茜草根具有止血凉血的功效，棕榈皮具有收敛止血的功效，栀子具有清肝泻火的功效，大黄具有导热下行和止血的功效，牡丹皮具有凉血祛瘀的功效。将上述药物合用，具有止血凉血、清火祛瘀的功效。

此外，葛可久在《十药神书》中提出了"血见黑则止"的理论。他认为，血色红，属火，炭灰色黑，属水，水可克火。因此，将各种止血药物炮制成炭灰，可以增强其止血的功效。而现代医学研究也证实了葛可久的观点。现代医学研究发现，十灰散之所以具有很强的止血作用，除了药物本身具有的功效以外，还与其被烤成炭灰有很大的关系。这是因为上述药物被烤成炭灰后，其鞣质、钙离子、黄酮和碳素等物质的含量会明显升高。而这些物质具有收敛止血、降低毛细血管的通透性和脆性、增强血小板的凝血能力及缩短出血时间的作用。因此，十灰散可用于治疗咳血、呕（吐）血、鼻衄、月经出血量过多、产后大出血等多种出血性疾病。

炭药止血是中药炮制理论中极具特色的内容，既蕴含了五行生克的哲理，又被现代科学充分证实，具有极大的战略意义，值得进一步开发研究。

二、教学设计与实施过程

本案例主要采用课堂讲授法、举例法、启发式教学法和互动式教学法。课堂采用这几种教学方法相结合,以学生为主体,教师为主导,营造一种良好、平等的教学环境。在课堂开始后先通过播放炭药的图片,让学生说出其名字,引出本节课所讲内容,在介绍中药炮制前后的功效时,引入案例,并设置有关中药炮制前后药效差异与临床应用疗效等问题,展开课堂讨论,激发学生主动探索的兴趣。根据学生的发言,教师给予正向的反馈,引导学生认识中药炮制前后的作用差异,了解中药不同炮制品的临床应用,增强学生的文化自信、专业自信,拓展学生的思维,增加学生的课堂体验感。

三、教学效果

1. 教学目标达成度

(1)通过讲述十灰散的临床应用,让学生体会到炭药止血的传统理论与诸药合用的团结协作精神,加深学生对炭药的认识,增强学生学习的积极性。

(2)通过列举十灰散中中药炮制品的应用,提高学生对中药炮制目的和任务的更深入认识,增强学生的专业认同感。

2. 教师的反思 十灰散是炭药的经典代表方剂,炭药止血理论与十灰散的临床应用结合教学,让学生深刻体会学习临床中药炮制学的实际应用价值。只有用形象的例子或典型的事例以讨论的方式让学生参与进来,学生才会有所思考或触动,才能达到较好的学习效果。

3. 学生的反馈 十灰散的出现比较吸引学生的注意力,是诸多方剂中罕见的十味炭药组成的方子,加深了学生对炭药临床应用的学习,同时炭药的配伍也可引发学生对诸药联合应用产生的团结协作的思考,有利于学生自身价值观的塑造。

第九章 固体辅料炒法

净制或切制后的饮片与固体辅料同炒的方法,称为固体辅料炒法或加辅料炒法,常用的加辅料炒法有麸炒、米炒、土炒等,另外尚有石灰炒等方法,现已少用。麦麸作为一种常见的膳食纤维来源,在我国被广泛用于动物饲料或中药的炮制,麦麸作为炮制的辅料历史悠久且效果显著。麦麸味甘、淡,性平。与药物共制能缓和药物的燥性,增强疗效,除去药物不良气味,使药物色泽一致均匀。糯米作为炮制辅料使用历史悠久,其主要含有淀粉、蛋白质、脂肪、维生素等。糯米味甘、性平。能补中益气,健脾和胃,除烦止渴,止泻痢。糯米与药物共制,可增强药物疗效,降低刺激性和毒性。炮制所用土为灶心土,呈焦土状,黑褐色,有烟熏味,主含硅酸盐、钙盐及多种碱性氧化物。灶心土味辛,性温,能温中和胃,止血,止呕,涩肠止泻。加辅料炒的主要目的是降低毒性,缓和药性,增强疗效和矫嗅矫味等。同时,某些辅料具有中间传热作用,能使药物受热均匀,炒后的饮片色泽一致,外观质量好。

一、教学目标

1. 知识目标 掌握固体辅料炒法的主要目的、操作方法和注意事项;熟悉固体辅料炒法代表药物、炮制方法、质量要求和炮制作用;了解固体辅料炒法代表药物现代研究概况。

2. 能力目标 学生能够根据不同饮片炮制方法选择相应辅料和工艺流程;能够根据临床需求选择相应饮片。

3. 思政目标 通过本章学习,提高人文素养,发展人格,激发家国情怀,启发探索兴趣,弘扬科学家精神。

二、相关知识板块的思政元素分析

(1)勇于探索,刻苦求学,直面挫折,身心健康,关爱生命,平等待人,医者仁心的大医精神。

(2)传承创新,严谨求实,专业认同的科学精神。

(3)勤俭节约,可持续发展的家国情怀。

案例一　苍术之妙用——培养勇于探索的精神

一、案例内容

许叔微是北宋名医,生于北宋元丰三年,11岁时,父亲染时疫而亡,母亲由于过度悲伤,劳累过度,患气厥病,被庸医误治而死,百日之内,父母相继离世,许叔微深感医术的重要,于是立志从医。

许叔微对苍术之用有切身体会,他在《普济本事方·停饮服苍术圆论证》篇中记录了自身患病经过和服用苍术的情况。年少时,许叔微读书十分刻苦,每天读书到深夜才上床入睡。他在伏案写字时总是习惯向左倾斜,睡前又喜欢饮酒二三杯,睡觉时也经常向左侧卧。数年以后才感到饮下的酒像是从左边下去似的,胃中漉漉作响,胁肋部开始疼痛,饮食也逐渐减少。每过十几天必定胃里泛苦酸,请了许多名医治疗都没有效果。后来许叔微决心自己治疗,他认为病机是"湿阻胃",于是他将苍术研成细粉,用生麻油半两,大枣15枚,与苍术粉搅拌为丸,每天服用。服了一段时间后,肋下疼痛消失,身体逐渐恢复,饮食正常,从中可见苍术的功效。

许叔微治病不问贵富贱贫,以医闻名,救人无数。在《伤寒百证歌·张郑序》中记载:"建炎初,剧贼张遇破真州,已而疫疾大作,知可(许叔微的字)遍历里门,视病与药,十活八九。"从中可窥见其医术之精,医德之高尚。许叔微对中国古代医学家张仲景的《伤寒杂病论》潜心研究,在前人的基础之上,有自己独有的创见,表现了勇于探索的精神。

二、教学设计与实施

本案例主要采用课堂讲授法、举例法和互动式教学法。课堂采用这几种教学方法相结合,以学生为主体,教师为主导,营造一种良好、平等的教学环境。在课堂开始后先通过播放苍术的图片,让学生说出其功效及炮制方法,引入案例,并设置有关苍术炮制方法与临床疗效等问题,展开课堂讨论,激发学生主动探索的兴趣,根据学生的发言,教师给予正向的反馈,引导学生认识苍术常用的炮制方法及通过炮制满足临床用药需求的重要性,增强学生的文化自信、专业认同感,拓展学生的思维,增加学生的课堂体验感与获得感。

三、教学效果

1. 教学目标达成度

(1)通过讲述上述案例,加深学生对炮制作用和炮制为临床服务的认识,从自身实际出发探索未知,获得成就感、文化自信和专业自豪感。

(2)通过以上案例,展现医者仁心,提高学生对中药炮制学研究任务的认识和体会,增强学生的专业责任感和社会使命感。

2. 教师的反思　中医药传统文化中蕴含着丰富的哲理,中医药蕴含的思想观念和实践方法均能丰富教师的专业素养。专业教师自身也要充分利用身边的各种媒介和平台,加强课程思政的培训和交流,强化与思政教师的沟通,使专业课程教学与思政课程融入同向同行,将显性教育和隐性教育相统一,形成协同效应。

3. 学生的反馈 在以"学生为中心"理念的指导下,改变"老师讲,学生记"的传统教学模式,任务驱动或问题引导式的教学方法可吸引提高学生学习兴趣,提升了学生在课堂上的参与度,加强了师生之间的互动,课堂氛围好,充分发挥了学生的主观能动性。学生激发了学习动力,对苍术的炮制方法、临床应用及化学成分变化有更加直观的认识,有利于自身价值观的塑造。

案例二 斑蝥之炮制——增强文化自信、专业认同感

一、案例内容

《本草纲目》中记载:"斑蝥,味辛、性热,有大毒,归肝、胃、肾经。有破血逐瘀,散结消癥,攻毒蚀疮。用于癥瘕,经闭,顽癣,瘰疬,赘疣,痈疽不溃,恶疮死肌。"2020年版《中国药典》收载了生斑蝥和米炒斑蝥两种炮制规格。米在炒制斑蝥中有以下几个方面的作用。首先,米作为中间传热介质,米炒可以使斑蝥受热更加均匀,同时又不至于温度太高而导致斑蝥素完全升华而失去疗效。其次,米可以作为炮制程度的指示剂,由于斑蝥为昆虫动物,其颜色较深,炒后颜色变化不大,不利于观察火候。用米拌炒,炒后米的颜色较明显,故可利用米作指示剂,炮制斑蝥以米作为指示剂早在《重修政和经史证类备用本草》中就有"凡用斑猫,当以糯米同炒,看米色黄即为熟,便出之"的记载。此外,米炒斑蝥的过程中,米还可以作为吸附剂,米的主要成分是淀粉、蛋白质,有一定的吸附作用,当用米炒斑蝥时,斑蝥中的毒性成分——斑蝥素部分被米吸收,从而降低了斑蝥的毒性。

斑蝥素是一种倍半萜类衍生物,是斑蝥主要毒性成分,同时也是抗癌的有效成分。斑蝥素具有抗肿瘤、升高白细胞、增强免疫、抗病毒、抗氧化损伤等作用,主要用于治疗原发性肝癌,并对胃癌、肺癌、结直肠癌、乳腺癌、食道癌、皮肤癌等有一定的疗效。因为斑蝥生品毒性剧烈,刺激性强,可引起人体耳、肝、肾、生殖等多器官毒性反应,故要通过炮制使斑蝥体内斑蝥素含量减少,减少其毒性后用于内服。

二、教学设计与实施过程

本案例主要采用课堂讲授法、举例法、多媒体教学方法、启发式教学法等。在讲解米炒斑蝥时,可以播放视频资料,使学生们了解斑蝥背后的炮制故事。设置问题,展开课堂讨论,激发学生主动探索的兴趣,根据学生的发言,授课老师给予客观、正面的点评,引导学生认识中药炮制减毒背后的科学内涵及实际指导意义,尤其是炮制机制的阐明能为《中国药典》等标准的制定提供参考意义,为临床安全用药提供指导,增强学生的文化自信、专业认同感,拓展学生的思维,增加学生的课堂体验感与获得感。

三、教学效果

1. 教学目标达成度

（1）通过讲述斑蝥米炒前后化学成分变化及药性的改变，加深学生对炮制减毒的认识，增强学习积极性、文化自信和专业自豪感。

（2）通过列举米炒斑蝥的具体炮制工艺参数优化及成分变化规律和精益求精的精神，提高学生对中药炮制学研究任务的认识和体会，增强学生的专业责任感和社会使命感。

2. 教师的反思　针对具体的教学内容和品种，教学应针对学生学习的痛点和难点，认真备课，做好提问预案，以便于在课堂上更好地开展教学。在教学中，教师力争创设丰富的教学环境，突出学生的主体地位，鼓励学生积极提出问题，让学生享有个性化的、自由的发展空间，使课堂充满生命活力。在教学形式上，课堂互动环节可引入多媒体、超星学习通、微课堂等翻转课堂教学形式，开展混合式教学，充分调动每位学生参与互动的积极性与热情。

3. 学生的反馈　课堂上改变了传统的授课教师"一言堂"式教学模式，问题引导式教学方法吸引了学生的学习兴趣，提升学生在课堂上的参与度，加强了师生之间的互动，课堂氛围好，充分发挥了学生的主观能动性。学生激发了学习动力，对米炒斑蝥引起的斑蝥化学成分变化及毒性变化有了更加直观的认识，有利于自身价值观的塑造。

案例三　碱制斑蝥——培养创新精神

一、案例内容

河南中医药大学张振凌教授将《中国药典》收录的斑蝥传统的米炒法改为低浓度的药用 NaOH 溶液炮制，使斑蝥素直接在虫体内转化成斑蝥素钠，达到炮制降低毒性的目的，实验结果也初步表明，碱制斑蝥具有最大限度地保留有效成分，节省粮食，便于操作，利于劳动保护等优点。通过比较斑蝥去头足翅前后的生品、米炒品、碱处理新法炮制品的急性毒性、亚急性毒性及体内外抗肿瘤作用，发现炮制品毒性小于生品，去头足翅后毒性增大，碱处理炮制新法优于药典米炒法。蚌埠医学院李娴通过研究碱制法炮制前后斑蝥对人肺癌 A549 细胞增殖、迁移、侵袭、凋亡的影响评价其抗肿瘤作用，发现生斑蝥与碱制斑蝥均可使 A549 细胞活力明显降低，生斑蝥与碱制斑蝥均能抑制 A549 细胞迁移，且生斑蝥高浓度组划痕愈合程度最低，与生斑蝥高浓度组相比，差异具有显著性，碱制斑蝥较生斑蝥抑制 A549 细胞侵袭作用更强，差异具有显著性，且生斑蝥与碱制斑蝥均可抑制 MMP1 和 MMP2 蛋白的表达，显著上调炎症因子 IFN-γ 水平，但对 IL-1β、TNF-α 含量则没有显著影响，Annexin V/PI 双染荧光拍照发现生斑蝥组与碱制斑蝥组红绿荧光强度均增加，且碱制斑蝥组荧光增加更明显，提示碱制法炮制后斑蝥的抗癌作用显著提高，其机制可能与下调 MMP1 和 MMP2 的表达，促进凋亡及上调炎症因子 IFN-γ 水平有关。

二、教学设计与实施过程

本案例主要采用课堂举例法、多媒体教学方法、启发式教学法等。碱制斑蝥作为现代研究发现的炮制新方法,主要向学生介绍相关的文献研究内容,使学生们了解碱制斑蝥的炮制方法及作用。设置问题,展开课堂讨论,激发学生主动探索的兴趣,根据学生的发言,授课老师给予客观、正面的点评,引导学生认识中药炮制减毒背后的科学内涵及实际指导意义,尤其是炮制机制的阐明能为饮片质量标准的制定及临床安全用药提供指导,增强学生的专业自信和专业认同感,拓展学生的思维,培养学生的中医药情怀,增加学生的课堂体验感与获得感。

三、教学效果

1. 教学目标达成度

(1)通过讲述碱制斑蝥炮制前后化学成分变化、药性的改变,加深学生对炮制减毒的认识,增强学习积极性、文化自信和专业自豪感。

(2)通过列举碱制斑蝥的具体炮制工艺参数优化、成分变化规律及传承创新的精神,提高学生对中药炮制学研究任务的认识和体会,增强学生的专业责任感和社会使命感。

2. 教师的反思 针对具体的教学内容,根据学生学习的痛点和难点,查阅相关文献,积极备课,做好提问预案,以便于在课堂上更好地开展教学。在教学中,力争创设丰富的教学环境,突出学生的主体地位,大胆让学生提出问题。在教学形式上,课堂互动环节可引入相关文献研究、超星学习通、微课堂等翻转课堂教学形式,开展混合式教学,充分调动每位学生参与互动的积极性与热情。

3. 学生的反馈 课堂试图改变传统的授课教师"一言堂"式教学模式,以问题为导向,吸引了学生的学习兴趣,提升学生在课堂上的参与度,加强了师生之间的互动,课堂氛围良好,充分发挥了学生的主观能动性。学生激发了学习动力,对碱制斑蝥引起的斑蝥化学成分变化及药效变化有了更加直观的认识,有利于自身价值观的塑造。

第十章　固体辅料烫法

　　将净选或切制后的中药饮片与固体辅料共同加热,掩埋拌炒,烫至鼓起,使其质地酥松的炮制方法,称为固体辅料烫法,也属于固体辅料炒法。河砂、滑石粉、蛤粉等固体辅料烫法和麦麸、米等固体辅料炒法相比,其特点是辅料用量大,操作温度根据炮制的药物不同差异比较大,有毒中药例如马钱子炮制温度比较高,胶类、甲片类等中药含蛋白质氨基酸类成分,温度要适中。烫法的炮制作用主要是利用固体辅料掩埋翻炒,使药物受热均匀,通过高温加热,使药物膨胀鼓起,质地疏松,便于粉碎,便于制剂。砂烫法、蛤粉烫法、滑石粉烫法所用辅料均作为中间传热导体。通过辅料高温加热,改变或缓和药性,达到降低毒性或刺激性、矫臭矫味、便于服用的目的。

一、教学目标

　　1.知识目标　掌握砂烫法、滑石粉烫法和蛤粉烫法的主要目的、操作方法和注意事项;熟悉砂烫法、滑石粉烫法和蛤粉烫法的代表药物、炮制方法、质量要求和炮制作用;了解砂烫法、滑石粉烫法和蛤粉烫法的代表药物现代研究概况。

　　2.能力目标　学生能够根据不同饮片炮制方法选择相应辅料和工艺流程;能够根据临床需求选择相应饮片。

　　3.思政目标　通过本章学习,培养人文素养,启发科学探索兴趣,发扬美德,弘扬创新精神。

二、相关知识板块的思政元素分析

　　(1)刻苦钻研,辨证思维,职业认同,整体观念的中医传统及职业道德。

　　(2)全球视野,传承创新,刻苦学习,追求科学、严谨求实的科学精神。

　　(3)培养服务人民、可持续发展的家国情怀。

案例一 马钱子之妙用——培养深入钻研、敢于创新的精神

一、案例内容

河南风湿病医院创始人娄多峰教授,为全国首批名老中医药专家,幼承家学,弱冠行医,造福乡邻,后得平乐郭氏正骨真传,执教于河南中医学院,自20世纪70年代起主研风湿病,博取百家之长,打破了业内研究风湿病的传统思维模式,从不同角度展开对中医风湿病的深入研究,创造性地提出了中医风湿病"虚邪瘀"理论,总结出部分治疗顽固性风湿病的有效方药和康复、调摄方法,形成了一套理法方药完备的中医风湿病诊疗体系,其治疗理论被全国高等中医药院校规划教材采用,并被国内外同行称为"现代中医风湿病学创始人""国医圣手,风湿泰斗"。娄多峰教授在中医风湿病学领域独成一家,尤以擅用马钱子著称,其认为痹病"以通为用",马钱子有祛风通络、消肿止痛的作用,既可通经活络以祛外邪,与扶正药相伍又能提高正气,虚、邪、瘀三者明显的患者均可配伍使用,用之得当,实为治痹之要药。

自古以来就记载马钱子有善搜风透骨、开通经络、消肿止痛的作用,并且现代医学也证明马钱子总生物碱具有很强的抗炎、镇痛效果。清王洪绪《外科全生集》谓其能"搜筋骨入骱之风湿,祛皮里膜外凝结之痰毒"。而《串雅补》又言:"此药走而不守,有马前之名,能钻筋透骨,活络搜风,治风痹瘫痪,湿痰走注,遍身骨节酸痛,类风不仁等证。"张锡纯在《医学衷中参西录》中言马钱子"其毒甚烈,开通经络,透达关节之力,远胜于它药"。娄多峰教授认为,历代医家用其治疗风湿、骨伤诸病寒证,以马钱子为君,重用,或单味应用,效果颇佳,实为治疗风湿顽疾的特效药。娄多峰教授运用马钱子治疗顽痹数十年,用量逾万斤,每获良效。他认为马钱子味苦性温,有毒,必须认真炮制,严格掌握用法用量,才能避免患者出现中毒反应,同时发挥马钱子治疗痹病的最佳作用。为安全有效利用马钱子,他提出马钱子的炮制方法为:净砂适量,将其放置于锅内炒热,再加入拣净的上等质量的马钱子,将其与细砂混合,用铲子不断翻炒,直至外观呈微黄色,并鼓起,再将其取出并用筛子筛去砂子(用力筛撞,致毛脱落即可)。炮制好的马钱子放凉后稍用力挤压,即能断开,观察内部果仁颜色以判定炮制的程度:若内部为朱红色,味苦,说明炮制的恰到好处,适量用之不易出现中毒反应;若为白色或亮黄色,味极苦,说明炮制不及,容易出现中毒反应;若为焦炭色糊状,苦味极淡,说明炮制太过,药力丧失,用之虽然安全,不易出现中毒反应,但治疗作用必定大打折扣,实属浪费药材。

二、教学设计与实施过程

本案例主要采用课堂讲授法、举例法、多媒体教学方法、启发式教学法等。课堂采用这几种教学方法相结合,课前通过超星学习通或慕课布置任务让学生查阅马钱子临床应用相关文献,通过分小组讨论的方式让学生总结其临床应用案例,小组进行汇报讨论,教师作为引导,并对其讨论内容给出必要的解释和引导,让学生在文献查阅和总结过程中

理解马钱子临床应用的相关内容。教师将本案例中的典型应用作为重点案例进行讲解,使学生从马钱子毒性成分和对毒性成分作为疗效成分的应用上理解中医药辨证论治的本质,理解中药炮制适度的法则,从而强调马钱子在临床应用时炮制的必要性和严谨性。

从案例中对马钱子炮制的经验来讲解马钱子炮制方法,从而讲解在炮制过程中如何使其毒性降低并保存临床效果,用其炮制方法和法定炮制方法对比,使学生掌握炮制马钱子的方法,并强化必须尊法炮制的重要性。

三、教学效果

1. 教学目标达成度

(1)通过讲述马钱子临床应用典型案例,理解毒性中药在临床上合理应用时能够起到良药作用的事实,加深学生对炮制增效减毒的认识,增强学习积极性、文化自信和专业自豪感。

(2)通过学习著名医家对毒性药严格的炮制过程,认识马钱子炮制方法对保证其临床疗效的重要性,学生认识到中药炮制技术在保证临床疗效和保障临床安全应用中所扮演的重要角色,增强学生的专业责任感和社会使命感。

2. 教师的反思　中药炮制解毒的方法和中药炮制解毒的文化渊源流长,深入了解中药炮制对中药毒性的影响能够增强教师对自己从事专业的热爱,并把这些解毒方法中蕴含的优秀中医药文化传统传递给学生。中药炮制能够有效解毒的思想观念和实践方法均能丰富教师的专业素养。重点理解毒性药物在依法炮制时度的把握,强化遵纪守法的专业思想,使专业课程教学与思政课程融入同向同行,引导学生增强法治意识,强化法治观念。

3. 学生的反馈　学生通过对马钱子这一毒性药物在中药炮制技术的改造下能够安全作用于临床案例的学习,能够增强对中药炮制保证临床疗效的信心,从而增强专业学习兴趣。

案例二　水蛭素的开发——培养勇于创新、精益求精的精神

一、案例内容

天然水蛭素是从水蛭之王——菲牛蛭其唾液腺中提取出的活性成分,是迄今为止世界上最有效和最安全的天然凝血酶抑制剂,与胰岛素、青蒿素被称为拯救人类疾病的"世界三素"。

水蛭素是由65个氨基酸组成的低分子量(7000)多肽,其中谷氨酰胺和天门冬酰胺的含量较高,而等电点较低(3.8～4.0),在室温下长期稳定。水蛭素是已知最有效的天然抗凝剂,其作用优于肝素,具有抗凝血、溶解血栓的作用,即中医所说的活血化瘀作用。因此,在处理诸如败血性休克、动脉粥样硬化、脑梗死、心血管疾病、高血压以及多种缺少抗凝血酶的疾病方面,显示出巨大的优越性和广阔的前景。

1884年,英国科学家 Haycraft 首次发现水蛭之王——菲牛蛭含有抗凝血的物质。1904年,英国科学家 Jacoby 成功地从菲牛蛭中分离出抗血凝有效成分,并定名为天然水蛭素。1955年,前东德科学家 Markwardt 分离出高纯度水蛭素,并鉴定出它是一种含有65个氨基酸的多肽。通过大量药理实验证明,菲牛蛭内含的水蛭素,是至今为止世界上最有效和最安全的天然凝血酶抑制剂。作为我国珍稀的特色药用动物资源,目前在市场上有市无价,多以活体和冷冻体出售,一般出口较多,多用于提取水蛭素,在国外被称为"软黄金"。产品中天然水蛭素含量是决定抗栓效果的重要指标。《中国药典》标准规定:水蛭产品的干燥体,每1克含抗凝血酶活性应不低于16.0 U。蚂蟥、柳叶蚂蟥应不低于3.0 U。2014年,我国云南海瑞迪生物药业有限公司对菲牛蛭水蛭素提取取得重大突破,并成功推出海瑞迪菲牛蛭冻干粉。海瑞迪菲牛蛭冻干粉的生产标准是:每1克含抗凝血酶活性不低于300.0 U。广西分析测试研究中心测定:海瑞迪菲牛蛭冻干粉水蛭素含量达到780 U/g。如此高的水蛭素含量,一是来自于独特的菲牛蛭品种,另一方面是来自于海瑞迪的冻干技术。海瑞迪经过长时间试验,找到了菲牛蛭最佳冻干曲线。充分净化菲牛蛭后,在超低温环境下,采用特定温度曲线,升华菲牛蛭中的水分,使有效成分不流失,最大限度保留菲牛蛭中天然水蛭素的生物活性。

二、教学设计与实施过程

本案例主要采用课堂讲授法、举例法、多媒体教学方法、启发式教学法、探究教学法等。课堂首先讲授水蛭的炮制方法和炮制作用,在讲炮制作用时引出本案例。采用这几种教学方法相结合,讲授水蛭的炮制作用和临床疗效,在临床疗效的讲解时,通过水蛭素的开发应用展开其药理作用的讲授,同时展开对创新的讨论。

三、教学效果

1. 教学目标达成度　通过讲述上述案例,培养学生对中药的开发和利用意识,让学生充分理解中药作为几千年保障人民健康的瑰宝有着其科学性,增强文化自信和专业自豪感。

2. 教师的反思　中医药传统文化中蕴含着丰富的哲理,中医药作用于临床具有较好的疗效,这是我们几千年文化的传承和精髓,在教学过程中一定要坚定学生的专业自信和文化自豪感,并坚定自己的专业责任感。中药的开发和利用需要中药从业者不断地努力,尤其是作为中医药知识的传播者来说,教师应该担负更大的责任。

中医药蕴含的思想观念和实践方法均能丰富教师的专业素养。对中医药的开发和利用,要充分发挥现代先进技术,对中药进行创新,创新可以使中药更好更快地发挥疗效,从而使中医药更好地作用于临床。专业教师自身也要充分利用课堂教学、案例教学,加强课程思政的培训和交流,强化与思政教师的沟通,使专业课程教学与思政课程融入同向同行,将显性教育和隐性教育相统一,形成协同效应。

3. 学生的反馈　对传统中药的开发和利用的案例能够使学生明白中医药在作用于临床时的科学性,强化了专业思想,通过一些研究相对明确的中药开发案例,可激发学生进一步从事中药研究的兴趣,扩展学生对中药研究的思路,充分发挥了学生的主观能动性,提高了学习动力,能对中药炮制对药物的影响有更加直观的认识,有利于自身价值观的塑造。

第十一章　酒炙、醋炙、姜炙法

　　将净选或切制后的饮片,加入一定量的液体辅料拌匀,使辅料逐渐渗入药物组织内部,或者质地坚硬的饮片先炒至质地疏松时喷洒液体辅料的炮制方法称为炙法。由于酒、醋、姜均性散,含有挥发性成分,因此将此类方法归为一类。炙法的特点是炒制温度较低,多用文火,在锅内翻炒时间较长,以药物炒干为宜。历代医药学家通过长期实践验证,形成了一套具有普遍适用性的炮制作用理论:"炒者取芳香之性,炙者去中和之性。"即炒法以缓性为主,炙法以增效为要。饮片加入辅料酒、醋、姜炮制后,在性味、功效、作用趋向、归经和理化性质方面均能发生变化。将净选或切制后的药物加入定量黄酒拌炒的方法称为酒炙法。黄酒味甘、辛,性大热,气味芳香,能升能散,宣行药势,具有活血通络、祛风散寒、矫臭去腥的作用。故酒炙法多用于苦寒清热药、活血散瘀药、祛风通络药及动物类中药。醋味酸、苦,性温,主入肝经血分,具有收敛、解毒、散瘀止痛、矫味的作用。故醋炙法多用于疏肝解郁、散瘀止痛、攻下逐水的药物。生姜辛温,能温中止呕,化痰止咳。故姜炙法多用于祛痰止咳、降逆止呕的药物。酒、醋、姜炙在液体辅料炮制法中极具代表性。

一、教学目标

　　1.知识目标　掌握酒炙、醋炙与姜炙法的主要目的、操作方法和注意事项;熟悉酒炙、醋炙与姜炙法代表药物、炮制方法、质量要求和炮制作用;了解酒炙、醋炙与姜炙法代表药物现代研究概况。

　　2.能力目标　学生能够根据不同饮片炮制方法选择相应辅料和工艺流程;能够根据临床需求选择相应饮片。

　　3.思政目标　通过本章学习,提高文化自信,增进人文素养,继承与发扬优秀中医药成果,弘扬科学精神,理性科学地判断,敢于探索与创造,以塑造自信、坚韧的人格精神,激发家国情怀,启发探索兴趣,在实践中创新发展。

二、相关知识板块的思政元素分析

（1）地域特色，文化自信，技艺自信，理论自信，培养文化认同。

（2）尊古传承，灵活变通，理论自信，辨证思维，刻苦钻研，严谨求实的科学精神和中医传统。

（3）弘扬中药文化，勇于创新，诚实守信的职业道德。

案例一 "酒麸炒"特色炮制技术——培养文化自信与探索精神

一、案例内容

禹州地处中原腹地，自古以来就是我国四大药材集散地之一，有史可考的就有六百多年的历史，自古就有"药过禹州倍生香""药不经禹州不香，医不见药王不妙"，历史上长期保持着稳定的药材贸易，逐渐形成了独特的禹州特色炮制技术。随着社会经济的发展和政治文化中心的转移，禹州地理优势不再凸显，又由于这些独特的炮制技术多靠口口相传的方法代代相传，未能形成系统的理论和资料，随着时间的推移和老药工的相继离世而濒临失传，如何传承与保护这些制药经验，成为当代中医药人关注的问题之一。

禹州传统炙法独特，被称为禹帮制法。有人总结禹帮炮制方法，编写《禹州中药传统炮制》，以传承禹州特色炮制技术。炒白芍是其中代表性的中药，是将生白芍喷适量酒后晾干，入锅中麸炒至表面挂火色，取出即可（麸中可加少量蜂蜜）。每100千克药材用黄酒5千克，麸20千克。白芍采用酒麸炒的方法，增加养血和肝、补脾健胃的作用，兼具酒炒、麸炒两方面的作用。酒炙川芎，取川芎片用黄酒喷后润透，中火麸炒至断面微黄色，筛去麦麸，放凉即可。每100千克川芎用黄酒5千克。醋炙商陆，将米醋加水与商陆饮片共煮至水吸尽，其毒性、刺激性降低明显，目前仍为主流的炮制方法。商陆祛痰有效成分为商陆皂苷元，醋加水煮制后，一方面减少泻下成分；另一方面可使商陆所含皂苷水解成苷元，增加祛痰、止咳作用。醋煮乳香，取净乳香，入锅中与醋同煮，至醋将所有香气溢出，取出，放凉，用时捣碎。每100千克药材用20～30千克醋。成品呈块状，表面油亮，有醋气。醋煮可增加消肿止痛功效，并矫臭矫味。醋煮法一方面可去油，一方面可秉醋性，并在煮制中去除杂质。禹州地区酒炙、醋炙法表现了禹州人民在中医药学方面的聪明智慧，展现了他们的中药传统文化自信及当代中医药学者在中药炮制技术方面的传承与创新。

二、教学设计与实施过程

在课堂开始后先引入该案例相关的资料，激发学生兴趣，引出本节课所讲内容，讲解河南特色制药技术方法、辅料等，并设置有关中药炮制与中药临床疗效相关的一些问题，展开课堂讨论，激发学生主动探索的兴趣。根据学生的发言，教师给予正向的反馈，引导学生认识中药炮制对满足临床需求的重要性，从中药炮制的工匠精神，传承创新精神等方面,增强学生的文化自信、专业自信和政治认同感,拓展学生的思维,培养学生积极探索精神。

三、教学效果

1.教学目标达成度

(1)通过讲述《禹州中药传统炮制》一书中的独特炮制技术,加深学生对中医药传承的认识,增强学习积极性、文化自信和专业自豪感,培养学生积极探索精神。

(2)通过列举河南特色酒炙、醋炙技术的应用案例,引出酒炙、醋炙技术的历史沿革和现代研究,提高学生对酒炙、醋炙技术的认识和了解,增强学生的专业责任感和传承创新的思维。

2.教师的反思　中医药蕴含的思想观念和实践方法均能丰富教师的专业素养。专业教师自身也要充分利用身边的各种媒介和平台,不断丰富学识,加强课程思政的培训和交流,使专业课程教学与思政课程融入同向同行,将显性教育和隐性教育相统一,形成协同效应。

3.学生的反馈　传统炮制技术的传承相关事例可吸引提高学生学习兴趣,课堂氛围好,有利于学生自身价值观的塑造。

案例二　多变醋制法——培养尊古传承、灵活变通的精神

一、案例内容

醋是中药常用的液体辅料之一,其使用历史悠久,其性温味酸,入肝经血分,具有收敛,散瘀止痛、行水、解毒等功效。醋制法是以醋为辅料的传统中药炮制技术,其作用主要为引药入肝,增强活血祛瘀、理气止痛之功效,缓和药性、减低其毒副作用,并有利于粉碎和有效成分的煎出。明李时珍《本草纲目》认为醋制"理诸药,消毒,治产后血运,除癥块坚积,消食,杀恶毒,破结气"。明《本草汇言》载"凡诸药易入肝者,须以醋拌炒制,应病如神"。明《本草蒙筌》载"用醋注肝,且资住痛"。明《本草通玄》载"醋取收敛"。明《医学入门》载"诸石火煅红,用醋能为末""入肝用醋"。明张景岳"醋炒其尚大肠,久痢滑泻必用"。根据不同时期对醋制法的认识,可以看出古人对醋制法进行了大量探索。时至今日,我们仍沿用或创新使用醋制法,它是临床上不可或缺的炮制方法。现行版《中国药典》收录醋制品24种,炮制方法有醋炙、醋煮、醋淬、醋蒸等。

醋炙法有两种:先拌醋后炒法适用于大部分中药,质地比较致密的、树胶类中药使用先炒后喷洒醋法。醋煮法通常适用于毒性中药的炮制,如芫花、甘遂、狼毒、商陆等。100千克净药材用醋25～30千克,加适量水,以淹没药物为度,文火加热煮制醋液全部吸收,饮片无生心,取出,或备用,或切片。醋淬法通常用于矿物药、动物骨骼及贝壳类药物的炮制,如自然铜、磁石、赭石、龟板、鳖甲等。100千克净药材用醋20～40千克。根据药材的质地可分为煅后醋淬和砂烫后醋淬两种方法。醋蒸法适用于五味子、乌梅等需要长

时间蒸制以增强临床疗效的药物。100千克净药物用醋20千克。将净饮片与定量米醋拌匀,待醋液被药材吸尽后,置蒸笼中蒸4~6小时,取出,晾干备用。

二、教学设计与实施过程

在课堂开始后先引入该案例相关的资料,激发学生兴趣,引出本节课所讲内容,在讲解醋制技术的沿革发展过程时设置与制药技术和制药理论相关的问题,展开课堂讨论,激发学生主动探索的兴趣。根据学生的发言,教师给予正向的反馈,引导学生在传承的基础上灵活变通,根据实际情况正确选用不同的醋制方法,不断实践总结,传承、创新,以适应当前临床用药的需求,

三、教学效果

1. 教学目标达成度

(1)通过讲述醋制法的历史沿革,引出醋制目的,加深学生对炮制增效的认识,增强学习兴趣与积极性,加强学生对炮制是为临床服务的认识。

(2)通过列举历代醋制的方法,学生了解了醋制技术的形成是需要不断实践总结与创新的,提高学生对中药炮制作用的认识,增强学生的专业责任感。

2. 教师的反思　中医药炮制技术蕴含着丰富的哲理,需要在实践中不断地验证和丰富。专业教师自身必须充分利用身边的各种媒介和平台,恰当运用思政案例,使专业课程教学与思政课程融入同向同行,将显性教育和隐性教育相统一,形成协同效应。

3. 学生的反馈　同一炮制技术的不同操作方法的介绍,可提高学生学习兴趣,引导学生思考,课堂氛围好,充分发挥了学生的主观能动性。

案例三 姜糖膏炮制技艺——弘扬中药文化,勇于创新

一、案例内容

生姜为药食同源的中药,其性味辛温,入肺、胃、脾经,能温中止呕,化痰止咳,解鱼蟹毒,常用于治疗风寒感冒,胃寒止呕。生姜作为食材是日常必备之品,能温中散寒,去鱼蟹之腥,也常用作制备地方特色食品,如姜糖,即食姜片等。怀姜糖膏便是河南焦作沁阳市的特产,该地所产生姜质地密实、姜块饱满、丝多而细、香辣浓郁。怀姜糖膏便是当地人民食姜、养生保健的杰作,它将姜的香辣和红糖的甘甜有机融合,具有驱寒、祛湿、健胃、止咳、补血等作用。2020年沁阳怀姜种植与加工技艺被列入焦作市级非物质文化遗产保护名录。姜糖膏的制作过程比较复杂,首先要准备好姜块饱满的本地产老姜、古方红糖、干枣片以及枸杞,将老姜洗净,沥干水,切姜块,然后放入榨汁机中榨取姜汁,将过滤好的姜汁放入锅中,用小火慢熬3个小时。在这期间需要不停地搅拌防止锅底发生糊化,同时让姜汁和红糖、枸杞、枣片等配料得以充分融合,确保黏稠度和口感。待姜汁煮沸后,放入古方红糖,大火加热,搅拌直至红糖完全溶解后,转小火熬制到姜糖汁泛起泡

沫时,加入干枣片和枸杞,当搅拌至黏稠状态时,即熬制完成。传统姜糖膏的整个炮制工艺中不添加任何防腐剂、防霉剂等表面活性成分,保证了食品的健康、安全,在高糖渗透压的作用下制成的姜糖膏可以长期存放。美味可口,又可驱寒、祛湿、健胃、止咳、补血,是冬日养生佳品。

诸多优秀的加工炮制技术不仅限于教材和标准,迫切需要当代中医药人不断地传承与发掘,弘扬中药文化,定能大有作为。

二、教学设计与实施过程

本案例主要采用课堂讲授法、举例法、多媒体教学方法、启发式教学法等。课堂采用这几种教学方法相结合,以学生为中心,教师为主导,营造一种平等、开放交流的教学环境。在课堂开始后先引入该案例相关的资料,激发学生兴趣,引出本节课所讲内容,在讲解姜糖的制作过程时设置有关制药技术和制药理论相关性的问题,展开课堂讨论,激发学生主动探索的兴趣。根据学生的发言,教师给予正向的反馈,引导学生认识中药丰富而厚重的传统特色炮制技术与文化,特色的炮制技术不仅仅局限于课本,民间也有大量的精湛技术,需要我们去发掘、传承和创新,使其更好地与炮制技术融合,更好地服务于临床。

三、教学效果

1. 教学目标达成度

(1)通过讲述姜的作用,引出姜糖炮制加工技艺,加深学生对姜制技术的认识,增强文化自信和专业自豪感。

(2)通过姜糖炮制过程的介绍,学生了解了炮制过程的繁杂与科学性,意识到中医药需要一代代人不断传承创新和实践总结,激励学生勇于担起当代中医药传承的责任,增强学生的专业责任感和创造精神。

2. 教师的反思　中医药炮制技术蕴含着丰富的哲理,传承创新是每位中医药学研究者的必备任务之一。专业教师自身必须充分利用身边的各种媒介和平台,加强课程思政的培训和交流,强化与思政教师的沟通,使专业课程教学与思政课程融入同向同行,将显性教育和隐性教育相统一,形成协同效应。

3. 学生的反馈　通过改变"老师讲,学生记"的传统教学模式,提升了学生在课堂上的参与度,加强了师生之间的互动,课堂氛围好,充分发挥了学生的主观能动性。课堂引入部分趣味案例激发了学生的学习动力,有利于自身价值观的塑造。

第十二章　盐炙、蜜炙、油炙法

　　盐炙、蜜炙和油炙炮制方法历史悠久,主要起相资为制的作用。清代张仲岩《修事指南》云"炙者取中和之性"。药物吸收辅料经加热炒制后,在性味、功效、作用趋向、归经等方面发生某些变化,辅料与药物产生协同作用,起到增强疗效、抑制偏性、矫臭矫味等作用,从而最大程度地发挥治疗作用。将净选或切制后的药物加入定量食盐水溶液拌炒的方法称盐炙法。食盐味咸性寒,有强筋骨、清热凉血、软坚散结、润燥的作用。盐炙法多用于补肾固精、疗疝、利尿和泻相火的药物。从盐制方法发展历程看,秦汉以前是盐炙发展的萌芽期,创制了一些盐炙方法和炮制品;南北朝、隋、唐、五代是盐炙发展的快速期,在继承前人的基础上,丰富了炮制品种和方法,出现了对毒性药物川乌的盐炙方法;宋、金、元、明是盐制发展的繁荣期,其中《证类本草》《普济方》《本草品汇精要》和《本草纲目》贡献较大,清之后基本沿用历代本草中盐炙方法。将净选或切制后的药物加入一定量的炼蜜拌炒的方法为蜜炙法。蜂蜜味甘性平,甘缓益脾,润肺止咳,矫味,多用于止咳平喘、补脾益气的药物。其目的是增强润肺止咳、补脾益气作用,并缓和药性、矫味和消除不良反应。蜜炙药物载于《雷公炮炙论》的共有 9 种,以后历代都有增加,至明清时期先后应用蜜炙药物近 80 种,主要用于补气助阳药类、滋阴润燥类、止咳祛痰类、苦寒清热类、发散解毒类、收敛固涩类等药物。至近代《中国中药炮炙经验集成》一书记载各地应用的蜜炙药物达 90 多种,但应用较多的新增品种,多集中于润肺止咳类药物。将净选或切制后的药物与一定量的食用油脂共同加热处理的方法称为油炙法,常用的辅料有芝麻油和羊脂油。其目的为增强疗效、利于粉碎和服用。如淫羊藿用羊脂油炙后能增强温肾助阳的作用,三七、蛤蚧经油炙后,能使其质地酥脆,易于粉碎并可矫正不良气味。中药油炙法可追溯到先秦时期,在《五十二病方》中就有豹膏炙药的记载。南北朝至唐代为初兴时期,此时方法比较单一,主要采用炒法,也曾出现过油煎法。宋代发展迅速,明、清时期已趋完善,对药物的炮制标准也都各有要求。根据用油种类及药物品种不同,油炙法又分为涂炙、浸炙、油脂拌炒、旋涂旋炙、酥酒炙、酥蜜炙、酥醋炙等几种,油炙标准有炙令黄和炙黄脆等。

一、教学目标

1. 知识目标　掌握盐炙法、蜜炙法和油炙法的主要目的、操作方法和注意事项；熟悉盐炙法、蜜炙法和油炙法代表药物、炮制方法、质量要求和炮制作用；了解盐炙法、蜜炙法和油炙法代表药物现代研究概况。

2. 能力目标　学生能够根据不同饮片炮制方法选择相应辅料和工艺流程；能够根据临床需求选择相应饮片。

3. 思政目标　通过本章学习，激发家国情怀，启发探索兴趣，发扬中医传统理念，弘扬科学家精神。

二、相关知识板块的思政元素分析

（1）培养创新思维，严谨治学，刻苦钻研，追求科学，精益求精，紧抓科技前沿的科学精神。

（2）辨证思维，医者仁心，整体观念、历史贡献和传承创新的中医传统。

（3）文化认同，无私奉献，乐于助人和终身学习的职业道德和个人素养。

案例一　杜仲的炮制——培养创新思维与严谨的科研态度

一、案例内容

杜仲药用历史悠久，临床应用广泛。《神农本草经》谓其"主治腰膝痛，补中，益精气，坚筋骨，除阴下痒湿，小便余沥。久服，轻身耐老"。杜仲最早收载于《神农本草经》，清朝《本草崇原》解释："杜字从土，仲者中也，此木始出豫州山谷，得中土之精，《本经》所以名杜仲也。"

历版《中国药典》均规定杜仲皮采收后应刮去粗皮，堆置"发汗"至内皮呈紫褐色，晒干。而目前栽培杜仲的产区中，除了杜仲经"发汗"，再晒干过程（即发汗—晒干）外，还有采用直接晒干的加工方法，也有在杜仲"发汗"前尚有微煮过程（即微煮—发汗—晒干）。近几年也出现了新的加工方法，即杜仲皮采收后，进行蒸煮，再切制，发汗，最后晒干（即微煮—切制—发汗—晒干）。不同的产地初加工方法对杜仲药材的质量影响较大，以松脂醇二葡萄糖苷的含量为标准，微煮—发汗—晒干＞发汗—晒干＞微煮—切制—发汗—晒干＞直接晒干，此研究结果表明，进行初加工"发汗"过程后的杜仲有效成分含量较直接晒干的多，即"发汗"过程对维持杜仲质量至关重要。通过对杜仲不同产地加工工艺对其质量影响进行研究，为杜仲产地加工炮制一体化工艺的标准化、可控化提供理论依据，为中医临床合理利用杜仲的药用价值提供有用参考。

杜仲以皮入药，杜仲胶丝作为其特征成分，千百年来一直是以"断丝"作为其炮制判断标准，同时"断丝"也是《中国药典》中判断盐杜仲饮片炮制火候的重要指标之一。在炮制过程中随着炮制程度的增加，杜仲胶丝的弹性不断下降，一般是凭经验进行质量评价,主观性较强且受专业及资历因素影响较大,因此导致临床饮片质量参差不齐。有研究者为解决"断丝"的量化问题采用力学拉伸测试机提取不同炮制火候的盐杜仲饮片胶丝拉力数据,实现了不同炮制火候盐杜仲饮片的胶丝拉力值的量化表达,同时建立其与杜仲中指标性成分松脂醇二葡萄糖苷之间的相关性,从而建立了盐杜仲饮片的质量评价新方法,运用现代科学技术实现了对传统质量判别标准的量化,为中药炮制技术的现代化和智能化发展提供了宝贵经验和研究思路。

二、教学设计与实施过程

本案例主要采用课堂讲授法、举例法和启发式教学法。以学生为中心,教师为主导,营造一种有趣、活泼的教学环境。在课堂开始后先通过播放杜仲饮片的图片,让学生说出其名字,引出杜仲名字的由来,在介绍杜仲的炮制研究时,引入杜仲产地加工"发汗"的工艺研究和盐炙"断丝"火候的质量控制技术研究案例,并设置有关杜仲"发汗""断丝"判断标准主观化及中药材产地加工炮制一体化生产现状等问题,展开课堂讨论,激发学生主动探索的兴趣。根据学生的发言,教师给予正向的反馈,引导学生认识中药炮制工艺研究的意义,了解中药饮片产地加工炮制生产现状,拓展学生的创新思维,培养学生严谨的科学态度,增加学生的课堂体验感。

三、教学效果

1. 教学目标达成度

(1)通过学习杜仲的最新科研成果案例,学生对杜仲有了更深刻的认识,增强了学生的民族自豪感和专业认同感。

(2)通过讲述杜仲工艺研究实例,学生加深了对中药炮制研究的认识,增强了学习积极性和严谨的科学态度。

2. 教师的反思

(1)如何让学生认识到中药炮制工艺研究对于中药饮片内在质量的影响及对中医临床疗效的影响,让学生深刻体会学习中药炮制学的实际应用价值? 只有用形象的例子或典型的事例以讨论的方式让学生参与进来,学生才会有所思考或触动,才能达到较好的学习效果。

(2)选择哪些例子或案例,这需要根据各个授课教师自己的实际情况,选择学生感兴趣或熟悉的社会热点的例子,才能引起学生的学习兴趣,增强学生的参与度。

3. 学生的反馈 课堂上改变了"老师讲,学生记"的传统教学模式,问题引导式的教学方法吸引了学生的学习兴趣,提升了学生在课堂上的参与度,加强了师生之间的互动,课堂氛围好,充分发挥了学生的主观能动性。通过本节课的学习,学生对杜仲炮制工艺及其质量判断标准有了更清晰的认识,同时增强了学生对中药炮制工艺研究的重视,激发了学习动力。

案例二 知母-黄柏药对的使用——尊古而不泥古

一、案例内容

知母、黄柏为盐炙法代表药物,传统的中药炮制理论认为,知母、黄柏盐炙后引药入肾经,可增强滋阴降火之效,且现代研究也证实了知母、黄柏两味药盐炙后滋阴清热的作用增强。临床上知母-黄柏药对的使用疗效显著。知母-黄柏药对始载于李杲的《兰室秘藏》,两药配伍使用,相须而行,泻肾火而存阴,坚阴养阴,共奏滋阴清热、泻火解毒之功,多用于治疗阴虚火旺、内热消渴等证。

朱丹溪为金元四大家之一,被尊为滋阴降火派代表,其遵循张洁古、李东垣的祛邪清源、扶正培本之学术思想,结合自己的临证经验,拟订了一类以知母、黄柏为主的大补阴丸方剂,使滋阴降火法应用灵活。

从大补阴丸一类方剂中可以看出朱丹溪能灵活运用知母、黄柏二药与其他药物的配合。如火旺兼阴虚,配龟板、地黄;火旺兼血虚,配当归、芍药;火旺而精血不足,配羊肉、紫河车;火旺兼气虚,配人参、黄芪、五味子;火旺而兼肝肾不足,配枸杞子、菟丝子;火旺而腰膝酸痛,配杜仲、续断;火旺而筋骨痿弱,配补骨脂、虎骨、牛膝;火旺而兼气郁,配香附、乌药;欲避免寒凉碍胃,可配干姜、陈皮。滋阴降火,补肾养肝,填精髓,补气血,强腰膝,壮筋骨,在用药变化上,自成一套模式,随证出入,有法可循。朱丹溪的大补阴丸一类复方,取知母、黄柏二药,不但能清化外来的湿热之邪,同时也能泻内在亢盛之相火。如今临床上仍在朱丹溪的大补阴丸复方的基础上创新灵活运用。

二、教学设计与实施过程

本案例主要采用课堂讲授法、启发式教学法和互动式教学法。课堂采用上述几种教学方法相结合,以学生为中心、教师为主导,营造一种活泼、有趣的教学环境。在课堂开始前,让同学们先通过"中国知网"等线上资源查阅知母、黄柏的功效和临床应用的相关文献,明确知母、黄柏功效与临床作用的异同点。在介绍知母、黄柏炮制作用与临床应用时,引入案例,并设置盐炙有什么作用的问题,进一步阐明"盐炙入肾"对于知母、黄柏盐炙前后组成大补阴丸的临床疗效的影响,展开课堂讨论,激发学生主动探索的兴趣。根据学生的发言,教师给予正向的反馈,引导学生进一步理解中药盐炙的意义,培养学生独立思考的能力,拓展学生的思维,教导学生尊古而不泥古。

三、教学效果

1. 教学目标达成度

(1)通过讲述知母、黄柏盐炙前后功效差异,加深学生对盐炙缓燥(苦寒之性)和增效(滋阴)作用的认识,增强学生学习的积极性,培养学生独立思考能力。

(2)通过列举知母、黄柏为主药组成的大补阴丸实例,提高学生对中药用药特色"炮制和配伍"的认识和了解,增强学生对中医传统理论的深入学习。

2. 教师的反思

(1)如何让学生认识到中药用药特色"炮制和配伍"对中药处方临床疗效的影响,让学生深刻体会学习中药炮制学的实际应用价值? 只有用典型的事例以讨论的方式让学生参与进来,学生会有所思考或触动,才能达到较好的学习效果。

(2)选择哪些例子或案例,这需要根据各个授课教师自己的实际情况,选择与学生相关或熟悉的例子,才能引起学生的学习兴趣,增强学生的参与度。

3. 学生的反馈 课堂上改变了"老师讲,学生记"的传统教学模式,问题引导式的教学方法吸引了学生的学习兴趣,提升了学生在课堂上的参与度,加强了师生之间的互动,课堂氛围好,充分发挥了学生的主观能动性。通过本节课的学习,学生对中药炮制学与临床疗效的关系有了一定了解,同时增强了学生对盐炙影响临床疗效的重视,激发了学习动力,有利于学生自身价值观的塑造。

案例三 甘草生熟异用——培养学生的辨证思维能力

一、案例内容

甘草入药历史悠久,《神农本草经》称其为"美草",列为上品。南朝医学家陶弘景将甘草尊为"国老",并言:"此草最为众药之王,经方少有不用者"。李时珍说:"甘草协和群品,有元老之功,普治百邪,得王道之化,可谓药中之良相也。"中医认为,甘草无论生用炙用,均能润肺止咳、调和药性,治各种咳喘及用于缓和药性峻猛药物的毒烈之性等。

东汉医家张仲景可谓为最早擅用甘草者,甘草作为其用药频次最高的一味药物,其用意绝非仅仅为后世医家之调和诸药视之。《伤寒论》113 首方中选用甘草配伍者 70 方,占 62.5%,《金匮要略》199 方中选用甘草配伍者 75 方,占 37.7%。其中剂量最大者为五两,见于橘皮竹茹汤;最小者六铢,见于越婢汤等方。其剂量分布区间为 3.5 ~ 69.6 克,可见甘草之君臣佐使地位应皆有所属,非和药而已。历代古医籍对甘草一味多有详细阐述,誉其为"国老",尤对其炙用者,多提及补益之效。"虽非为君而为君所宗",其功效绝非后世合和而已。

在《伤寒论》与《金匮要略》中,张仲景使用甘草以生用和炙用为主。炙用频次为 95 次,生用频次为 61 次。生用多以其甘凉之性泻火解毒,炙用多在于温胃和中。白虎加人参汤是《伤寒论》与《金匮要略》都涉及的方子,在两书中其药物组成、剂量、服法均一致,唯一不同的是甘草炮制用法。《伤寒论》中白虎加人参汤主治服桂枝汤大汗出后,邪入阳明。《金匮要略》中的白虎加人参汤主治太阳中热而汗出,然其出汗量仅仅只是"汗出",达不到前者"大汗出"的程度。因此,《伤寒论》中的白虎加人参汤证津液流失更多,营阴受损更重,故将甘草炙用增强补中益气之功。诚如李东垣言:"甘草炙用则温,健脾胃而和中"。小柴胡汤原文在《伤寒论》和《金匮要略》中的不同点为前者强调"往来寒热",后者强调"呕而发热"。由此可见,小柴胡汤在《金匮要略》中更偏向于胆热犯胃所致呕,其热象更加明显,故将炙甘草改生用加强清热泻火之效。

二、教学设计与实施过程

本案例主要采用课堂讲授法、举例法、启发式教学法和互动式教学法。课堂采用多种教学方法相结合,以学生为中心、教师为主导,营造一种有趣、活泼的教学环境。在课堂开始后先通过提问中药被称为"国老"之名的药物是哪个,引导学生说出其名字,引出本节课所讲内容。在介绍甘草的炮制作用及临床使用时,引入案例甘草炮制前后在不同复方中的作用,展开课堂讨论,激发学生主动探索的兴趣。根据学生的发言,教师给予正向的反馈,引导学生了解古代医家(如张仲景)独到的炮制手段及应用炮制品的特点,增强学生的传统文化自信和专业自信,拓展学生的思维,培养学生的专业认同感,增加学生的课堂体验感。

三、教学效果

1. 教学目标达成度

(1)通过讲述古代张仲景对于炙甘草的应用和现代蜜炙甘草的临床应用,加深学生对甘草炮制历史沿革的认识,激发学生的求知欲,增强学习积极性和专业自信。

(2)通过列举甘草生、熟饮片临床用药区别,提高学生对中药炮制作用的认识,增强学生的专业认同感。

2. 教师的反思

(1)如何让学生认识到炮制方法变迁的原因及饮片临床应用生熟有度的意义,让学生深刻体会学习中药炮制学的实际应用价值。只有用形象的例子或典型的事例以讨论的方式让学生参与进来,学生才会有所思考或触动,才能达到较好的学习效果。

(2)选择哪些例子或案例,这需要根据各个授课教师自己的实际情况。只有选择与学生相关或熟悉的例子,才能引起学生的学习兴趣,提高学生的参与度。

3. 学生的反馈 课堂上改变了"老师讲,学生记"的传统教学模式,问题引导式的教学方法吸引了学生的学习兴趣,提升了学生在课堂上的参与度,加强了师生之间的互动,课堂氛围好,充分发挥了学生的主观能动性。通过本节课的学习,学生对中药炮制方法的传承与发展有了一定了解,同时增强了学生对中药饮片使用要生熟有度及辩证法思想的理解,有利于学生自身价值观的塑造。

第十三章　煅　法

将净选后的中药直接放于无烟炉火中或适当的耐火容器内进行煅烧的方法,称为煅法。由于煅烧方法与中药性质不同又可分为明煅法和闷煅法(密闭煅),有的中药煅烧受热后,还要趁炽热状态投入规定的液体辅料中淬之,称为煅淬法。煅法适用于矿物、动物骨骼和贝壳类中药的炮制,以及某些植物类中药制炭炮制。煅法起源很早,《五十二病方》中即有用燔法的记载。古文献所采用的"燔""烧""炼"均包含于以后的煅法之中。《神农本草经》有对禹余粮、涅石要求"炼",贝子则有"烧用之良"的记载。《金匮玉函经》提出:"有须烧炼炮炙,生熟有定。"因此,古代文献所采用的"燔""烧""炼"均属煅制工艺。《医学入门》载:"诸石火煅红,用醋能为末。"煅法炮制目的是改变原中药的性状,除去原药材颗粒间的吸附水和部分硫、砷等易挥发性物质,使中药成分发生氧化、分解等反应,减少或消除毒副作用,并使药粒间出现孔隙,质地变得酥脆,便于粉碎,以利于调剂、制剂和煎出有效成分,从而提高疗效或产生新的药效,更适合临床用药的需要。临床使用矿物类、动物骨骼类、贝壳类、化石类中药,多须煅制后才能用于临床。

一、教学目标

1. 知识目标　掌握煅法的主要目的、操作方法和注意事项;熟悉煅法代表药物、炮制方法、质量要求和炮制作用;了解煅法代表药物现代研究概况。

2. 能力目标　学生能够根据不同饮片炮制方法选择相应工艺流程;能够根据临床需求选择相应饮片。

3. 思政目标　通过本章学习,激发家国情怀,启发探索兴趣,发扬传统美德,弘扬科学家精神。

二、相关知识板块的思政元素分析

(1)矿物药及其煅烧炼炮制文化认同,服务人民,职业认同,爱岗敬业和诚实守信的家国情怀和职业道德。

(2)直面科学问题,学术交叉,传承创新,严谨求实,吃苦耐劳,终身学习的科学精神和个人素养。

（3）合理合法、遵纪守法，以及可持续发展科学合理开采并利用矿物类中药，尤其是有毒类中药。

（4）一丝不苟，专注执着，勤于实践，精益求精的专业精神和工匠精神。

案例一 石膏的古今使用——增强对传统文化认同感

一、案例内容

石膏被称为"降火之神剂，泻热之圣药"，首载于《神农本草经》，其性味归经与功能主治与现行《中国药典》相似。2020年版《中国药典》对于其性味的记载为性甘、味辛，有大寒，具有清热泻火的功效，主要用于各种热证的治疗。

石膏在中医药临床有着广泛和长期的应用历史，如《伤寒论》中含有石膏方剂17首，药王孙思邈的《千金方》中用石膏的方剂达207首，因其显著的降火清热功效而受到许多医生的信赖，包括"麻杏石甘汤""大青龙汤"和"竹叶石膏汤"等经典汤剂。早在20世纪50年代，便曾用石膏治疗乙型脑炎，主要处方为清瘟败毒饮和白虎汤。2003年非典时，此方治疗效果显著。名医张锡纯在《医学衷中参西录》中对石膏有独特的认识，将其应用于临床中各种发热证，并单独使用大剂量石膏退热。

中药炮制理论认为石膏也是生熟异治的典型代表。生石膏味辛、甘，性大寒，具有清热泻火、解肌透热的作用，能清泻胃火、除烦止渴。临床上生石膏可医治外感高热、肺热咳喘、烦渴、胃火亢盛等证。煅石膏为石膏在高温下煅烧而成，其性味改变为味甘、辛、涩，性寒。煅石膏主要用于外敷收湿敛疮、生肌、止血，治疗创伤性出血、湿疹瘙痒和水火烫伤等。

石膏的解热作用已经得到临床证实，其解热作用显著。研究表明石膏对新型冠状病毒早期发热症状有一定作用。新冠疫情伊始，在尚未开发出针对该病毒的药物与疫苗的情形下，我国中医药科技人员不仅积极参与救治工作，还探索出相应的治疗方案。通过分析中医药防治新型冠状病毒感染组方药物特点，发现预防和治疗新型冠状病毒感染的常用中药达129种之多，其中使用频率最高的为石膏。被收入新型冠状病毒感染治疗方案的"清肺排毒汤""寒湿疫方"均含有石膏，包括根据上述方剂开发的中成药清肺排毒颗粒、化湿败毒颗粒与宣肺败毒颗粒。

有着千年使用历史的石膏在今天仍然佑护着人类，传统中医对石膏的认识和使用是留给我们的宝贵遗产，我们有义务进行继承与发扬。

二、教学设计与实施过程

本案例主要采用课堂讲授法、多媒体教学方法、启发式教学法、探究教学法等。在设计和实施中药石膏清热助力治疗新型冠状病毒感染的教学过程中，首先通过课堂讲授引入石膏的历史背景，强调其在《神农本草经》中的重要地位，并概述其性味与功效。紧接着，利用多媒体教学工具展示石膏在2020年版《中国药典》中的记载，以及在新型冠状病毒感染治疗中的应用实例,如"清肺排毒汤"等方剂。此外,引导学生深入分析石膏的炮制理论,区分生石膏和煅石膏的不同用途,并讨论其在临床治疗中的具体应用。通过案例分析、小组讨论和互动问答,鼓励学生积极思考,培养他们的中医药思维和科研探索精神。最后,在反馈环节,收集学生的意见和建议,以优化教学内容和方法。整个教学过程旨在提升学生对中医药传统文化的认识,增强文化自信,同时强调中医药在现代医疗,特别是在抗击疫情中的重要价值和作用。

三、教学效果

1. 教学目标达成度

(1)通过讲授石膏的药理作用及其在传统与现代医疗实践中的差异案例,特别是针对新冠病毒疫情的治疗效果,增强了学生对中药炮制重要性的认识,提升了他们对中医药传统文化的自豪感、学习热情和文化自信。

(2)通过石膏炮制工艺及其对药效影响的研究案例的教学,鼓励学生发展批判性思维和创新能力,培养他们对中药炮制学的深刻洞察力。

2. 教师的反思 在教学自省的过程中,教师的专业素养和准备工作对于学生的学习成效至关重要。面对特定的教学内容、特别具有挑战性的领域,教师需要投入大量的时间和精力进行深入的备课和预设可能的提问,以确保课堂教学的流畅和有效性。此外,设计针对性的教学策略,如利用多媒体工具、在线学习平台和翻转课堂模式,不仅能增强课堂互动,还能激发学生的学习兴趣和参与度。通过这种混合式教学方法,教师可以更有效地激发学生的学习热情,促进学生的主动学习和深入思考。教师应当持续提升自身的教学技巧和专业知识,以成为学生学习道路上的引导者和激励者。

3. 学生的反馈 在采纳"以学生为中心"的教育方法后,课堂模式已经从单向讲授转变为学生主动探究的学习环境。这种转变显著提升了学生对中药炮制学的兴趣,其中任务驱动和问题引导的教学策略有效地促进了学生的积极参与。学生现在更加投入,与教师的互动也更为频繁,共同营造了一个积极、合作的学习氛围。这种互动式学习不仅增强了学生的主体地位,还加深了他们对中药炮制过程中化学成分变化的认识。

案例二 矿物药的研究有待丰富——培养"传承精华,守正创新"精神

一、案例内容

煅法是中药炮制方法中的重要一环,其适用范围为原矿物(朱砂、炉甘石、自然铜等)、矿物原料的加工品(轻粉、芒硝等)以及动物或动物骨骼的化石(龙骨、龙齿等)入药的一类中药。《山海经》记载有朱砂与雄黄,是矿物作为药用的最早记载。在我国传统中医药的应用历史中,矿物药的使用是中医药的重要特色之一。矿物药是我国传统中医药体系不可缺少的重要组成部分。而炮制则能将矿石变成中药。长期以来,矿物药研究涉

及学科复杂,需要具备地质学、中医药学等知识的复合型人才,而由于目前缺乏此类人才、研究难度大等多种因素,相较于植物药和动物药研究,矿物药科研与创新速度进展缓慢,这是当代中医药科研工作者所面临的难题。作为中药从业者,应对矿物药的概念、分类及古代本草、近现代出版的矿物药专著、主要药学著作、历版《中国药典》、中药材专业市场、中药饮片企业、医疗机构矿物药品种记载、流通与临床应用情况等方面有所了解。

现行版《中国药典》药材及饮片部分收载矿物药共计 30 种:大青盐、石膏、白矾(明矾)、玄明粉、玄精石、芒硝、朱砂、自然铜、阳起石、红粉、赤石脂、花蕊石、皂矾(绿矾)、青礞石、金礞石、炉甘石、轻粉、钟乳石、禹余粮(禹粮石)、胆矾、硇砂(白硇砂)、硫黄、雄黄、紫石英、滑石、滑石粉、煅石膏、磁石、赭石、龙骨。

目前中药饮片企业生产主要矿物药品种共涉及中药饮片数 52 种,临床使用矿物药品种共涉及饮片数 59 种。目前使用较多,研究基础相对较强的品种有龙骨、朱砂、石膏、雄黄、琥珀、滑石、硼砂、芒硝、白矾、磁石等,对此科研利用现代检测技术及分析手段,例如偏光显微技术、电子探针技术、X 射线衍射技术、电感耦合等离子体–质谱、热分析、原位分析等技术,结合地质学、矿物学、化学、药理毒理学、金属组学、代谢组学、蛋白组学等组学及系统生物学方法等开展符合矿物药特点的安全性、质量控制、物质基础及作用机制研究,加速矿物药现代化进程,为早日实现中医药现代化的国家战略做出贡献。

二、教学设计与实施过程

本案例将融合课堂讲授、案例分析、多媒体展示、启发式和探究式教学方法。首先,通过视频资料引入矿物药研究的重要性和挑战,激发学生兴趣。接着,讲授矿物药的概念、分类及其在中医药中的作用,指出研究中的难点。通过分析龙骨、朱砂等矿物药的炮制和应用,引导学生思考如何结合传统与现代科技进行创新。引用现代检测技术案例,展示科技在提升矿物药研究中的作用。最后,通过小组探究活动,让学生实践矿物药炮制,深化对"传承精华,守正创新"的认识,培养学生的科研思维和实践能力。

三、教学效果

1. 教学目标达成度

(1)在本案例的教学实践中,学生对矿物药在中医药中的作用和重要性有了深刻的理解,这体现在他们对矿物药概念、分类和历史应用的掌握上。通过教学,学生认识到了矿物药研究的复杂性和挑战,以及在现代科研中创新和传承的必要性。

(2)学生在课堂上通过案例分析,对矿物药的安全性、质量控制和作用机制有了更加深入的了解。他们能够运用现代科学技术手段,对矿物药进行科学研究,这反映出案例分析在培养学生科研思维和实践能力方面成效显著。学生的专业责任感和社会使命感得到了加强,他们意识到了作为中医药科研工作者在推动中医药现代化中的作用和责任。

2. 教师的反思　教师深刻认识到必须持续提升自身的专业知识和跨学科理解,以确保能够准确传达矿物药的复杂概念和应用,须采用多样化的教学策略,如案例分析和小组讨论,来促进学生的主动学习和批判性思维。此外,教师也考虑如何更有效地融合思政元素,以培养学生的职业责任感和社会使命感,同时激发他们的文化自信。

3. 学生的反馈　学生们普遍表现出对矿物药研究的深厚兴趣,他们对中医药在现代医学中的独特价值和作用有了更加清晰的认识。通过互动式和探究式的教学活动,学生们更加投入并积极参与其中,这不仅增强了他们的学习动力,而且提升了对中药炮制重要性的理解。学生们认同利用现代科技手段对传统矿物药进行安全性和质量控制进行研究,这有助于促进传统知识与现代科学之间的联系。

案例三　血余炭炮制——培养精益求精、敬业守信的精神

一、案例内容

《黄帝内经》记载:发为血之余,血为发之本。发,即头发,古又称"血余"。但中医用血余并非头发,而是血余炭,即将头发通过煅制成炭入药。《雷公炮炙论》记载:血余炭"凡使之,是男子,年可二十已来,无疾患,颜貌红白,于顶心剪切者发是"。说明了古人对头发来源和采集的要求十分讲究。中药炮制理论认为制炭要存性,《得配本草》中记载"血余:用皂角水洗净,苦参水浸一宿,去水筑入磁罐,黄泥将罐裹贮之火煅,候开视成炭者佳,若未成炭或已成灰,俱不入药。"血余炭的制作深刻地体现了工匠精神的精髓。它不仅是工匠们对自己技艺精益求精、敬业守信的严格要求,更体现了对品质的不懈追求。

首先,血余炭的制作须具备精湛的技术和丰富的经验。从选材开始,就需要挑选出质量上乘的头发,经过清洗、晾干、煅烧等多道工序,最终制成血余炭。在这个过程中,炮制者需要一丝不苟地掌控火候、时间等关键因素,以确保血余炭的质量和药效。这种对技艺的精益求精和专注执着,正是工匠精神的体现。其次,工匠精神还体现在对品质和信誉的坚守上。在血余炭的制作过程中,炮制者始终将品质放在首位,不容许有任何瑕疵和差错。他们通过实践和总结,不断提升自己的技艺水平,以确保每次煅制血余炭都能达到最高的品质标准,以此建立信誉,以诚信为本,赢得了客户的信任和尊重。最后,工匠精神还鼓励推陈出新。在传承血余炭制作技艺的同时,炮制者也积极探索新的工艺和方法,以提高生产效率和产品质量。他们敢于尝试、勇于创新,不断推动血余炭制作技艺的发展和进步。

二、教学设计与实施过程

本案例将采用讲授法、案例分析和互动讨论等教学方法。首先介绍头发在中医中的象征意义及其转化为血余炭的医学价值。接着利用案例分析深入探讨血余炭的炮制过程,强调工匠精神的重要性。围绕如何在现代条件下传承并创新炮制技艺进行讨论,鼓励学生勇于创新思路。最后,通过《中国药典》对血余炭的记载,讨论其临床应用,引导学生思考工匠精神在现代医学发展中的作用。同时激发他们的创新意识,培养他们对中医药文化的自豪感和责任感。

三、教学效果

1. 教学目标达成度

(1)学生通过案例的学习,深入理解了血余炭的制作过程、煅制的重要性及其在中医中的独特应用。学生加深了对中药炮制过程中工匠精神的认识,提升了对传统中药文化的价值和现代意义的理解。

(2)案例使学生认识到了工匠精神在确保药品质量、推动技术创新中的重要作用,培养了学生的专业责任感和创新意识,同时激发了他们对传统中药炮制技艺的尊重和对中医药事业的热爱。

2. 教师的反思 案例有效地传达了中药炮制中工匠精神的重要性,但在教学中需要进一步强化实践技能的培养,让学生亲自实践操作,以确保学生能够深刻理解这一传统技艺。

3. 学生的反馈 学生对煅制法有了更进一步的认识,深刻体会到了工匠精神的价值。学生期望未来能有更多实践机会,以便更好地掌握并传承这些宝贵的技艺。

第十四章　蒸煮燀法

　　蒸、煮、燀法放在一章讲述,是因为三者均为"水火共制"的炮制方法,这里的火指加热,水可以是清水,也可以是液体的"辅料""药汁"等。即三种炮制方法都用到液体辅料,其用量和加热的温度与时间是炮制的关键,三者的炮制方法不尽相同,使其炮制目的也各不相同。蒸法是将净制或切制的药物加入辅料或不加辅料,置蒸制容器内直接加热或隔水加热至规定程度的方法。不加辅料俗称清蒸,加入辅料为合蒸。直接加热为直接蒸法,隔水加热为炖法。蒸法早在《神农本草经》有收录。加辅料蒸法蒸制时间较长,以改变性味、产生新用途、扩大临床使用范围为主,如酒蒸何首乌、大黄、地黄、黄精、山茱萸等。清蒸蒸制时间较短,以软化药材、方便切制、利于保存为主,如蒸木瓜、天麻、黄芩、人参、桑螵蛸等。现在也多用高压容器或减压容器蒸制,可以大大缩短蒸制的时间。煮法是将净制后的药物加辅料或不加辅料,放入煮制容器内,加适量清水共同沸腾的方法,其中的辅料可是液体也可是固体,如煮藤黄、珍珠用的豆腐为半固体。煮法最早在《神农本草经》收录。煮法用水过多,或者加热时间过长,都会导致有效成分大量流失,故应严格控制操作。现代煮法多用于有毒中药的炮制,以降低或消除其毒性,如草乌、川乌、硫黄、藤黄等,也用于部分药物的除杂,如豆腐煮珍珠以洁净药物,便于临床使用。燀法是将净选后的药物置于大量沸水中短时间煮制,至药物种皮皱缩到膨胀,易于脱皮时取出,即刻投入冷水中冷却,捞起搓去种皮的方法。燀法的用水量一般是药物重量的10倍左右,这样水沸腾时投入药物仍能保证水处于微沸状态,保持水温不低于95 ℃,利于快速杀酶保苷,而不使主要有效成分为苷的化合物被酶解,从而保证药效。

一、教学目标

　　1. 知识目标　掌握蒸、煮、燀法的炮制操作、炮制作用和注意事项;熟悉蒸、煮、燀法。熟悉蒸、煮、燀法代表药物何首乌、川乌、苦杏仁等药的炮制方法、质量要求和炮制作用;了解蒸、煮、燀法代表药物何首乌、川乌、苦杏仁等药的现代研究概况。

　　2. 能力目标　通过学习,学生能够根据实际需求,为不同饮片选择恰当的炮制方法与炮制辅料,熟练操作蒸、煮、燀三种炮制方法,炮制出合格的产品,保证临床用药安全有效。

3.思政目标　通过本章学习,激发学生的家国情怀与社会责任心,从而激起他们对传统文化的热爱,明白"临床用药无小事",对生命产生敬畏之心。学生在操作的过程中,深刻体会到"炮制虽繁必不敢省人工,品味虽贵必不敢减物力"的炮制精神。同时,培养学生勇于质疑,深入探究,大胆尝试的创新精神。通过案例启发学生选择喜爱的发展方向,并为之持续努力,不言放弃,最终达成目标。

二、相关知识板块的思政元素分析

(1)传承创新,实事求是,严谨求实的科学精神。

(2)传承创新,弘扬国粹,辨证思维,文化自信、技艺自信和文化认同。

(3)吃苦耐劳,勤于实践,终身学习,辨证思维,医贯中西。

(4)弘扬治沙精神,造福人民,中药资源可持续发展,乡村振兴和民族振兴,以及服务人民的家国情怀。

(5)团结协作,乐于奉献,诚实守信的职业道德和个人修养。

案例一　何首乌之肝损伤——培养实事求是、严谨求实的科研精神

一、案例内容

何首乌自古就有生熟异用的记载,生何首乌味甘苦,性平,归心、肝、大肠经,长于解毒消痈截疟、润肠通便。制何首乌味转甘厚性转温,归肝、肾经,以补肝肾、益精血、乌须发、强筋骨见长。历代医家普遍认为何首乌生品有一定偏性(毒性),经炮制可减弱其偏性,尤其九蒸九晒后则几乎无毒。

近年来,何首乌及其制剂所致"肝损伤事件"的文献报道日益增多,这可能与公众对中药安全性的认识存在误区密切相关。何首乌作为补益药在民间多用来保健,且多数自主用药,未在中医理论指导下合理使用。肖小河团队"基于生熟异用的何首乌及其制剂相关肝损伤不良反应报告分析"的研究发现:生何首乌及其制剂与制何首乌及其制剂均可导致药物性肝损伤(DILI),且肝损伤发生在不同性别的各个年龄阶段中,其用药时间和剂量的分布未发现明显规律,用药剂量在临床规定的安全范围内仍会出现肝损伤,主要为特异质型肝损伤,个体差异是其导致 DILI 的重要原因之一。研究表明,DILI 的发病机制主要由药物、宿主以及环境因素共同构成,该研究提示机体免疫在 DILI 发病机制中发挥了重要作用。结果显示 41~60 岁段使用制何首乌及其制剂致 DILI 的女性多于男性。制何首乌及其制剂常用于女性更年期相关疾病和证候的治疗。而此年龄段的女性多数处于更年期阶段,常伴有更年期综合征,表现为内分泌(激素)、代谢和免疫紊乱。提示伴有免疫异常活化或自身免疫性疾病的患者使用生、制何首乌及制剂发生肝损伤的风险可能更大,可能与该人群的免疫异常活化有关。故建议伴有免疫功能紊乱疾病的患者使用生、制何首乌及其制剂时应考虑潜在的肝损伤风险,并注意定期监测肝功能。

不良反应的严重程度为生首乌大于制首乌。何首乌炮制减毒,其机制可能主要与二

苯乙烯苷类、结合蒽醌类的含量下降相关。生、制何首乌产生毒性,超剂量用药、重复用药、未遵医嘱用药以及生、制何首乌混用等现象是导致肝损伤的主要风险因素。因此,为避免肝损伤的发生,临床应用何首乌及其制剂时应根据何首乌生熟异用的特点来辨证用药,并严格遵守医嘱或依据药品说明书用药。不能认为何首乌是一味滋补类中药就随意使用,生、制何首乌使用不当都会产生一定的药物性肝损伤。

肖小河研究团队进一步科学地破解了何首乌致肝损伤之谜,也清晰地表明并非何首乌不安全,而是仅对极少数免疫特异质人群有肝损伤的风险。明确了"临床合理使用,何首乌肝损伤可防可控",提出了中药安全性风险"人-药-用"三维防控技术体系,主要采取易感人群辨识、易感物质控制和临床精准用药的综合防控手段,以指导中药安全使用,减少或避免何首乌肝损伤的风险。针对其肝肾损伤毒性,中医药人提出了:加强何首乌在内的中药安全性知识宣教,患者要依据自己的具体辨证类型合理用药,不要自行购买和使用何首乌及其相关制剂,而应在医生指导下合理使用等措施。

综合看来,何首乌的安全性是可防可控的,我们应科学理性地认识何首乌带来的肝损伤,既不要夸大,但也不能忽视。

二、教学设计与实施过程

本案例主要采用课堂讲授法、文献分析法、讨论法、启发式教学法和互动式教学法。课堂采用这几种教学方法相结合,以学生为主体、教师为主导,营造一种良好、平等的教学环境。在课堂开始先让同学们分组,并对何首乌的重要文献进行阅读,通过阅读文献了解何首乌的药性、临床作用、毒副作用等。在讲解何首乌的现代研究概况时引入案例,展开课堂讨论,激发学生主动探索的兴趣,根据学生的发言,教师给予正向的反馈,引导学生正确认识何首乌,了解何首乌须在中医基础理论的指导下合理应用,以培养学生实事求是、严谨求实的科学态度。

三、教学效果

1. 教学目标达成度

(1)通过讲述,学生掌握何首乌的正确炮制方法及炮制的作用,并能指导临床用药。

(2)上述案例教导学生要有实事求是、严谨的学习态度。

2. 教师的反思

(1)如何才能让学生认识到同一种中药,采用不同的炮制方法对其炮制,其结果对中药临床的影响不同,不同的受体会产生不同的治疗效果,让学生深刻体会到学习炮制的实际应用价值。只有用形象的例子、典型的事例以讨论的方式让学生参与进来,学生才会有所思考或触动,才能达到较好的学习效果。

(2)选择哪些例子或案例,这需要根据各个授课教师的实际情况,选择与学生相关或熟悉的社会热点的例子,才能引起学生的学习兴趣,增强学生的参与度。

3. 学生的反馈 通过本节课的学习,学生对蒸法有了初步的掌握。同时,案例使学生认识到临床用药要科学规范,激发了学生的学习动力,有利于培养学生严谨的科学态度。

案例二　九蒸九晒炮制——培养传承创新精神，弘扬国粹

一、案例内容

"九蒸九晒"无论是指炮制多次，还是炮制九次，都体现了"炮制虽繁必不敢省人工"的炮制工匠精神。使用九蒸九晒法炮制何首乌、地黄、黄精、大黄、皂角等中药，这其中无论哪种中药，其炮制过程时间均较长。有人认为，在九蒸九晒的炮制过程中，中药吸收了来自太阳与加热时火力的阳气，转阴为阳。同时，在九蒸九晒的过程中，中药的化学物质也发生了一系列变化，使一些原本苦寒的中药的药性发生变化，去其苦寒性，增其温热之性，从而使其临床疗效发生变化，扩大了临床的使用范围。

"九蒸九晒"最早记载于《雷公炮炙论》，在唐代得到发展完善，并应用到中药材的炮制当中，成为一种炮制工艺。明代李时珍《本草纲目》对九蒸九晒的炮制方法及工艺进行补充，书中提到"凡修事以水淘去浮者，晒干，以酒拌蒸，从巳至亥，出摊晒干"，对九蒸九晒的制作工艺进行了相对详细的记载，到此，九蒸九晒的炮制方法基本确定，传承至今已经有 1500 多年的历史，这是中国人民智慧的结晶。

如今，我们在传承"九蒸九晒"炮制工艺的基础上，利用先进的技术与设备进行创新，缩短炮制过程，节省人力物力，节约能源，同样达到九蒸九晒的疗效，以适应当今社会的发展需要，既弘扬了我国古代劳动人民的智慧，又传承与创新了我国的国粹——"九蒸九晒"。

二、教学设计与实施过程

本案例主要采用课堂讲授法、文献分析法、启发式教学法和互动式教学法。课堂采用这几种教学方法相结合，以学生为主体、教师为主导，营造一种良好、平等的教学环境。在课堂播放传统炮制"九蒸九晒"法的小视频，让学生们形成对"九蒸九晒"炮制方法的初步认识，通过阅读文献了解"九蒸九晒"的起源和今日之发展现状，激发学生主动探索的兴趣。根据学生的互动发言，教师给予正向的反馈，引导学生正确认识"九蒸九晒"的变化过程，如今的加压炮制法、常温蒸制法等炮制方法是在传统炮制方法的基础上进行创新而来。我们既要传承又要在此基础上弘扬创新，适应社会发展的需要。

三、教学效果

1. 教学目标达成度

（1）通过讲述，学生掌握古法"九蒸九晒"的炮制方法、现代炮制方法，二者炮制出的成品殊途同归，满足临床用药需求。

（2）通过案例分析，学生不仅增强了炮制传承思想，还弘扬了创新精神。

2. 教师的反思　把古人的炮制精华融入课堂，如何才能让学生认识到炮制发展到今天，是在传承的基础上进行的创新，创新是我们炮制学科的生命源泉，一成不变的炮制方

法很难适应社会的发展需求。只有通过典型的事例以讨论的方式让学生参与进来,学生才会有所思考或触动,才能达到较好的学习效果。

3. 学生的反馈　在没有深入挖掘"九蒸九晒"的炮制方法前,学生觉得用此种方法很难进行操作,前后对比的教学方法吸引了学生的学习兴趣,提升了学生在课堂上的参与度,加强了学生与教师之间的互动,课堂氛围好,充分发挥了学生的主观能动性。通过本节课的学习,学生对"九蒸九晒"有了进一步了解,同时增强了学生传承创新的意识。

案例三　中西医者论黄精——殊途同归,增强文化认同

一、案例内容

传统医学看黄精。《本草纲目》载:"黄精补诸虚,填精髓,平补气血而润。"《神仙芝草经》说黄精有"宽中益气,使五脏调和,肌肉充盛,骨髓坚强,其力倍增,多年不老,颜鲜明,发白更黑,齿落更生"的功能。中医认为,黄精味甘,性平,归脾、肺、肾经,有补脾润肺、养阴生津、益肾补精、强壮筋骨之功效。用酒、黑豆同蒸后切片的黄精,称制黄精。中医一般将其用于气阴两虚症候的治疗,如肺虚燥咳,表现为咳无痰、少痰、鼻燥咽干等;肾虚精亏表现为腰酸腿软、头晕眼花、耳鸣、遗精等;脾胃虚弱表现为四肢困乏、倦怠无力、食欲不振等。黄精被誉为"神仙的粮食",长期食用制黄精能延年益寿,身体轻便,少病。

现代医学揭秘黄精。现代药理研究发现,黄精根茎中含有黄精多糖、黄精低聚糖、醌类、黏液质、氨基酸和锌、铜、铁等多种人体必需的微量元素。据专家测定,每千克黄精含蛋白质70.2克,脂肪6.5克,淀粉25.1克,以及天门冬氨酸、高丝氨酸、毛地黄糖苷等,具有良好的补中益气作用。黄精醇提取物可增强心脏收缩力,增加冠脉流量,改善血液流变学参数和动脉粥样硬化病灶。黄精具有降血压、抑制高血糖以及防治动脉粥样硬化与肝脂肪浸润等药理作用;还具有明显的抗菌和抗病毒作用,可以提高人体免疫力,增加体内超氧化物歧化酶的活性,延缓机体衰老。

无论是传统医学,还是现代医学,对黄精的认识都是殊途同归的。

黄精性平和,作用缓慢,久服既补脾气又补脾阴,还有润肺生津、益肾补精的作用,且无大补温燥之品可能带来的不良反应,身体虚弱的人较易接受,尤适用于脾胃虚弱、体倦乏力、食欲减退、肺燥干咳、肾虚腰膝酸软、头晕、高血压、糖尿病、阳痿等病症。

二、教学设计与实施过程

本案例主要采用课堂讲授法和互动式教学法。以学生为主整合黄精的临床疗效思考中西医药人眼中的黄精有何不同。教师引导,营造一种良好互动的教学环境。在讲授黄精的炮制方法与炮制作用时,导入此部分内容,播放黄精的传统炮制法"九蒸九晒"的小视频,让学生们对黄精的炮制方法有了初步认识。用生活中身边的实际例子,说明黄精在中医中药与西医西药人眼中的不同与相同之处。让学生了解作为药食同源的黄精,其炮制前后临床药效之不同,培养学生辩证看待问题的能力。

三、教学效果

1. 教学目标达成度

（1）通过学习，学生能掌握黄精"九蒸九晒"的炮制方法及炮制作用。

（2）通过案例分析，学生能更全面地了解不同的人对黄精的认识不同，在临床的使用方式方法也不同，为更好地炮制合格的黄精饮片服务临床做铺垫。

2. 教师的反思　跳出中医中药圈子来旁观西医西药人对黄精的看法，能扩大学生的视野，能更好、更全面地认识中药在人们日常生活中的作用，从而产生专业自豪感与自信心，更加热爱中医中药。

3. 学生的反馈　大部分学生没有想到黄精在临床有这么多疗效与作用以及西医对黄精，特别是"九蒸九晒"黄精的充分认可。同时，案例的导入也加强了学生与老师之间的互动，课堂氛围好，充分发挥了学生的主观能动性。通过本节课的学习，学生对"九蒸九晒"黄精有了进一步的了解，同时增强了学生对专业知识的自信心与自豪感。

案例四　肉苁蓉使沙漠变绿洲——弘扬治沙精神，造福人民

一、案例内容

肉苁蓉是一种寄生植物，本身无根，无叶绿体，不能进行光合作用，主要靠吸取寄主植物的养分生活。野生肉苁蓉分布最多的地方是塔克拉玛干沙漠中心的达里雅布依乡，基本濒于枯竭。我国共有肉苁蓉属植物4种1个变种。不同的种类其寄主植物不同，生长在内蒙古西部和新疆北部的肉苁蓉称为荒漠肉苁蓉，其寄主植物为梭梭。生长在新疆天山以南的肉苁蓉为管花肉苁蓉，其寄主植物为柽柳属植物，也就是红柳。

肉苁蓉开花前一直在沙漠底下生长，只要不出土，就会一直生长，5年、10年，甚至更长时间，但一旦出土，就会开花结果，然后整个植株枯萎、死亡，完成其生命周期。每年4月底大漠复苏，在内蒙古西部的腾格里沙漠、巴丹吉林沙漠，或新疆的古尔班通古特沙漠、塔克拉玛干沙漠里的梭梭林或红柳林下就会长出一支支粉红色或紫红色的美丽花朵。向沙漠下面挖去，会挖出一条白色似肉的茎，表面密布鳞片，基部只有一条细细的根，这种神奇的植物就是名贵中药肉苁蓉。

作为著名的补益中药，肉苁蓉具有补肾阳、益精血、润肠通便等功效。目前，野生资源远远不能满足人们的需要。实现肉苁蓉的人工种植，不仅可以解决药材资源紧缺问题，同时也能治理沙漠，提高荒漠地区农牧民的经济收入，一举多得。但肉苁蓉是寄生植物，人工种植在全世界都没有先例。肉苁蓉之父——屠鹏飞教授发现了肉苁蓉寄生的奥秘。肉苁蓉的种子能够发出信号物质，诱导寄主的根向肉苁蓉种子生长，然后肉苁蓉种子就能感应寄主根的信号物质开始萌发，长出吸器吸在寄主的根上，从而建立寄生关系。

在屠鹏飞及其协作组历经30多年的努力下，如今已在新疆、内蒙古、甘肃等省区沙漠种植梭梭、红柳600万亩，接种肉苁蓉230万亩，每年产出肉苁蓉药材7500吨，基本解

决了肉苁蓉中药原料紧缺问题,保护了肉苁蓉野生资源,治理了 4000 平方千米的沙漠,创造了中国特色的可持续治理沙漠新模式,使沙漠披上了绿装。

如今,肉苁蓉不仅给广袤的沙漠披上了绿装,它带来的经济效益以及可持续治理沙漠新模式也正在向沙特阿拉伯等"一带一路"国家推广。

二、教学设计与实施过程

本案例主要采用课堂讲授法、图片录像展示、文献分析和互动式教学法。课堂采用这几种教学方法相结合,以学生为主体、教师为主导,营造一种良好、平等的教学环境。在讲授肉苁蓉炮制方法时,导入新闻报道屠鹏飞教授治理沙漠的图片与小视频,学生有身临其境之感,加上阅读文献互动,学生对肉苁蓉的生长环境、生态现状有了进一步了解,并认识到种植肉苁蓉的艰辛。让学生了解今日肉苁蓉被称为沙漠之绿纱,并形成良好的可持续发展,实属来之不易。

三、教学效果

1. 教学目标达成度
(1)通过讲述,学生掌握肉苁蓉的生长特点、炮制方法与炮制作用。
(2)通过案例分析,学生产生了不仅为了中医药事业,更是为了自己的理想,发扬坚忍不拔、持之以恒、不达目标决不罢休的精神。

2. 教师的反思　把与中药发展,炮制发展相关的例子展现在同学们面前,使学生有身历其境之感,比刻板说教更能达到育人的目的。现在学生衣食无忧,最缺乏的就是坚韧的意志与吃苦精神,我们通过课本之外的典型的事例或以讨论的方式让学生参与进来,学生才会有所思考或触动,进而激发学生的吃苦精神与坚强毅力。

3. 学生的反馈　学生对肉苁蓉有了更进一步了解,认识到沙漠治理之艰辛。屠鹏飞教授为了实现自己的目标,经过长达 30 年如一日的坚持,最终把大片的沙漠披上了绿装,不仅解决了治沙问题,还解决了肉苁蓉药用资源不足的问题,提高了学生对专业的认可,使其产生"我是中药人我自豪感"的内在驱动力。

案例五　黄芩饮片切制——培养严谨求实、精益求精的科学精神

一、案例内容

黄芩是中医最常用的清热、解毒、泻火类中药,常用治温病发热、肺热咳嗽、肺炎、咯血、黄疸、肝炎、痢疾、目赤肿痛、高血压、疮痈肿毒、胎动不安等症。李时珍在《本草纲目》中引陶弘景云:黄芩"惟深色坚实者好"。《中国药典》也指出:黄芩以条长、质坚实、色黄者为佳。

黄芩的主要药效成分的理化性质,决定了黄芩药材的软化、切制、干燥等过程均会对黄芩片质量造成影响。黄芩的主要成分是苷类成分,对多种细菌、皮肤真菌、流感病毒有

抑制作用,有显著的降压作用;还有镇静、止血、抗过敏等作用。其中药效成分为以黄芩苷与汉黄芩苷为代表的苷类化合物,同时还含有多种酶,主要是黄芩酶,在一定的温度和湿度下可以酶解黄芩中以黄芩苷与汉黄芩苷为代表的苷类药效成分,产生对应的葡萄糖醛酸与苷元,即黄芩素和汉黄芩素,而其中的黄芩素是一个邻位三羟基黄酮,本身不稳定,容易氧化而变绿。黄芩中的酶遇冷水后活性增大,能快速酶解黄芩中的苷类药效成分,进而使黄芩药效降低或失去药效。据报道,黄芩经冷水浸泡后切制的饮片对白喉杆菌、铜绿假单胞菌、溶血性链球菌、大肠埃希菌等的抑制作用,比用沸水浸泡或煮、蒸软化切制的饮片低。黄芩的软化目的一是为杀酶保苷,二是为利于切片。因此黄芩药材的软化过程尤显重要,主要使用热法软化切片,生黄芩应尽可能避免用冷水浸泡。

另据文献报道,黄芩各种软化方法中,以蒸制方法最好,蒸法加工的黄芩饮片,外观整齐,颜色鲜明,黄芩苷含量高;煮黄芩质量次之,烫黄芩及冷浸黄芩不宜采用。高压蒸和减压蒸是目前药材软化的新技术,具有显著缩短软化时间、减少成分流失、损耗少的特点,能适应机械化大生产的要求。而常压蒸和水煮法是目前药典采用的方法。研究结果证明黄芩以热法软化更科学,与色黄为佳的传统看法是相一致的。

二、教学设计与实施过程

本案例主要采用课堂讲授法、举例法、启发式教学法和互动式教学法。课堂采用这几种教学方法相结合,以学生为主体、教师为主导,营造一种良好、平等的教学环境。在课堂开始后先通过播放黄芩饮片的图片,让学生对黄芩饮片有大概的认识,引出本节课所讲内容。在介绍黄芩炮制方法时,引入案例,并设置有关中药切制时不同软化方法的问题,展开课堂讨论,激发学生主动探索的兴趣。根据学生的发言,教师给予正向的反馈,引导学生认识软化对饮片切制、饮片疗效起着重要作用,有助于培养学生严谨的科学态度和专业自信,拓展学生的认知,培养学生的中药情怀。

三、教学效果

1. 教学目标达成度

(1)通过讲述黄芩不同软化方法进行切制的内容,学生认识到药材的软化在切制中起关键作用,培养严谨的学习态度和专业自信。

(2)通过列举黄芩不同软化方法对黄芩药效影响的实际例子,提高学生对中药炮制的认同和了解,增强学生的专业责任感和社会使命感。

2. 教师的反思　案例在讲炮制方法时融入较好,如何才能让学生认识到软化对炮制的影响,让学生深刻体会学习炮制需要科学严谨的态度。只有用形象的例子、典型的事例,以讨论的方式让学生参与进来,学生才会有所思考或触动,才能达到较好的学习效果。

3. 学生的反馈　用案例法进行讲解,改变了传统呆板的教学模式,实际案例的教学方法吸引了学生的学习兴趣,提升了学生在课堂上的参与度,加强了学生与教师之间的互动,课堂氛围好,充分发挥了学生的主观能动性。通过本节课的学习,学生对药材的正确软化方法有了一定了解,同时增强了学生对软化药材这一处理环节的重视,激发了学习动力。

案例六 人参非入药部位变废为宝——缓解资源紧缺，培养专业自信

一、案例内容

人参素来有"百草之王"的美誉，是一味珍贵的中药材。2014 年，被国家卫生健康委员会列入药食同源目录之后，鲜参需求量大幅增加至每年 800 吨以上，而且人参干品年用量达到约 6000 吨，其每年出口量约占需求总量的 30%。市场对人参需求量不断增大，导致人参资源市场缺口进一步增大，其非药用部位资源的综合利用也逐渐受到科研者的重视。

人参花蕾有较为丰富的营养和药用价值。人参花又名神草花，是人参含苞待放的蓓蕾。干燥后为灰绿色，气香，性温和，味甘微苦，素有"绿色黄金"之称，并被认为是人参的精华所在。当前人参花蕾的产量约为我国人参(以鲜品计)的 10%～15%。经研究发现，人参花蕾中的人参总皂苷含量超出人参根 5 倍以上，其药用价值远超人参根。人参花和果实生长发育需要消耗大量营养物质，对人参的产量有一定的影响。因此，选择恰当的时间采摘人参花，并制成茶饮或参花晶，一方面保证了人参的质量，另一方面又能充分利用人参花。

当人参果实由绿变成鲜红色时为最佳采收期，人参浆果中的总皂苷含量是根中的 3 倍以上。人参果实在人参皂苷提取、有效成分利用、药品及保健产品的研制方面具有较强的开发潜力。

人参茎叶是人参的地上部分，每年 10 月上旬采收，含有人参皂苷、氨基酸及总酚等有效成分。据统计，每年我国人参茎叶总产量可达人参产量的 40%～48%，且近年来产量逐年增加，市场价格却只有人参的 1/50。研究发现，人参茎叶中的皂苷主要集中于叶，含量显著高于根，药理活性和应用价值极为丰富。2000 年，人参叶作为独立品种被《中华人民共和国药典》收载。此后，人参茎叶的化学成分和药用价值被逐渐发掘，以人参茎叶总皂苷为主要成分的中成药已成功问世，例如人参茎叶总皂苷片、胶囊等。

对人参的茎、花蕾、果实等非药用部位进行综合开发利用，既能减缓人参市场需求的压力，又能变废为宝，具有较强的现实意义。

二、教学设计与实施过程

本案例主要采用课堂讲授法、举例法和互动式教学法。课堂采用这几种教学方法相结合，以学生为主体，营造一种良好互动教学环境。在课堂开始后先通过播放人参的图片，让学生快速回忆起人参的功效、临床使用情况。在介绍人参的炮制方法时，引入案例，并设置有关资源不足，质量控制等一些问题，展开课堂讨论，激发学生主动探索的兴

趣,根据学生的发言,教师给予正向的反馈,引导学生产生废物再利用的想法,解决人参中药资源严重不足的问题,增强学生的专业自信和自豪感,拓展学生的思维,培养学生的情怀,增加学生的课堂体验感。

三、教学效果

1.教学目标达成度

(1)通过讲述人参的炮制方法、人参不同部位主要成分含量、不同入药部位变废为宝等内容,学生加深了对人参的了解,增强了学习积极性、文化自信和专业自信。

(2)通过案例,学生提高了对人参叶、茎、花等各个非入药部位的认识和了解,增强学生变废为宝、使资源可持续利用的专业责任感和社会使命感。

2.教师的反思　在讲人参的炮制时,可以融入 2020 年版《中国药典》收载人参叶为其入药部位,并且其皂苷含量比人参根含量高为例,让学生认识到中药资源的充分利用的重要性。在讲到人参资源缺乏时导入人参的花、茎叶可以考虑入药,充分利用人参资源的案例,让学生深刻体会学习中药炮制的实际应用价值。只有用典型的例子,学生才会有所思考或触动,才能达到较好的学习效果。

3.学生的反馈　课堂上以实际例子、提出问题引导式的教学方法增强了学生的学习兴趣,提升了学生在课堂上的参与度,加强了学生与教师之间的互动,课堂氛围好,充分发挥了学生的主观能动性。通过本节课的学习,学生对人参变废为宝的途径有了一定的了解,同时增强了对解决中药资源严重不足现象的重视,激发了学习动力,有利于引导学生投身到中药行业之中。

第十五章 复制法与制霜法

将净选后的药物加入一种或数种辅料,按规定操作程序,反复炮制的方法,称为复制法。复制法历史悠久,早在唐代就有了,如《千金翼方》中的造熟地黄、造干地黄等,虽多在蒸法章节介绍,但实际也是复制法。部分药物自古至今有几十种复制的方法,其工艺和辅料等多不一致,具有地方炮制特色。本法的特点是用辅料种类多或炮制工序多。现在的复制法与传统法比较,其辅料种类、用量及工艺程序均有改变。目前,复制法主要用于半夏、天南星、附子等有毒中药以及需要复制的如香附等中药的炮制。

药物经过去油制成松散粉末、析出细小结晶、升华、煎煮成粉渣的炮制方法称为制霜法,包括去油制霜、渗析制霜、升华制霜、煎煮制霜等多种制备方法。因成品颜色多数为白色,形态与寒霜相似,故称为霜。实际以霜命名的中药不一定与寒霜相似,如百草霜为黑色粉末、鹿角霜为灰白色块状物。

一、教学目标

1. 知识目标　掌握复制法、制霜法的主要目的、操作方法和注意事项;熟悉复制法、制霜法代表药物、炮制方法、质量要求和炮制作用;了解复制法、制霜法代表药物现代研究概况。

2. 能力目标　学生能够根据不同饮片炮制方法选择相应辅料和工艺流程;能够根据临床需求选择相应饮片。

3. 思政目标　通过本章学习,激发学生的家国情怀,启发探索兴趣,弘扬科学家精神。

二、相关知识板块的思政元素分析

(1)弘扬传统文化,传承古人智慧,临床精准用药。

(2)刻苦钻研,严谨求实,精益求精,独立思考,全球实业,传承创新的科学精神。

(3)毒性药物炮制和临床应用,遵纪守法,合理合法,诚实守信,严于律己的法治意识、职业道德和个人修养。

(4)树立榜样,并向榜样学习服务人民的家国情怀,以及耐心倾听,爱岗敬业,关爱生命、尊重患者和医者仁心的人文关怀。

案例一 半夏的由来及其炮制品——弘扬传统文化,培养人文素养

一、案例内容

半夏入药历史悠久,《五十二病方》《神农本草经》与《黄帝内经》中均有记载。半夏其植物,生长旺盛期在仲夏,当此夏天之半,此时一阴生天地不再是纯阳之气,是天气由阳转阴、由热转凉的分界。基于此,古人认为,禀受其气的半夏具有"交通阴阳"的作用,这也是《黄帝内经》中用半夏治疗失眠的原因。

西汉《礼记·月令》所载"仲夏之月,鹿角解,蝉始鸣,半夏生……"。在我国黄河以南,半夏通常在农历二三月上旬出苗,五月中下旬至六月上旬,气温超过30 ℃时,就会出现"倒苗"(地上部分枯萎),待七八月份气候稍转凉时,重新出苗生长。这是古人"半夏五月生"的本意,也就是说五六月份半夏倒苗后,可以采收,而有新的半夏药材上市,此时正当夏之半。因此,半夏的名称解释为:五六月,半夏产新,盖当夏之半,故名。

而隋唐学者颜师古说半夏"五月苗始生",似乎是半夏在五月才开始萌发出苗。虽然半夏在我国分布很广,但这种描述显然与半夏的生长时间不同。有学者推测颜师古所述的半夏"五月苗始生"可能是指,半夏倒苗后,其地上部分的珠芽可作为下季繁殖半夏的"仔半夏",因而有"五月苗始生"的记载。

半夏炮制方法经历了多样化的历史阶段,自《黄帝内经》出现治半夏后相继出现净制、切制、熬制、姜制、煮制、药汁制、火炮、焙制、麸制、浆制、半夏曲、灰制、醋制、矾制、米制、炙制、炒制、生用、汩制、油制、酒制、面制、煨制、制炭、胆汁制、盐制等一系列不同的炮制方法和要求。其中生半夏、清半夏、姜半夏和法半夏沿用至今并被广泛使用,目前也是中国药典收载的品规。除此之外,我国部分省市也收载了其特色的炮制品规,如半夏曲、麸炒半夏曲、醋炒半夏、胆炒半夏、砂炒半夏、京半夏、炙京半夏、炙珠夏、青盐半夏、宋半夏、仙半夏、竹沥半夏等,使其满足临床精准用药的需要。在这些炮制品中,半夏或加热或用高浓度盐或用营造酸碱的环境来炮制半夏,从目前对半夏炮制解毒机制看,这些方法均可降低半夏毒性,体现了古人炮制智慧。

二、教学设计与实施过程

本案例主要采用课堂讲授法、课堂讨论法等。在课堂开始后先讲授半夏名义由来与中国传统文化的关系,引入该案例,对半夏众多炮制品的区域性、是否都能解毒等问题展开课堂讨论,激发学生主动探索的兴趣。根据学生的发言,教师给予正向的反馈,引导学生认识中药炮制技术地域差异性,从中国传统文化和人文素养方面,增加学生的课堂体验感与获得感。

三、教学效果

1. 教学目标达成度

（1）通过讲述半夏名称的由来与中国传统文化的关系，激起学生对中医药文化的兴趣，培养其人文素养。

（2）通过讨论半夏不同炮制品，提高学生对毒性中药的重视，进一步认识炮制解毒是中药炮制的主要目的和任务。

2. 教师的反思　中医药传统文化中蕴含的丰富哲理、辩证思想及实践方法均能丰富教师的专业素养。历史上，半夏炮制品众多，炮制解半夏毒有一定的合理性，专业教师要充分利用专业上的认识和积累，加强课程思政的学习与交流，使专业课程教学与思政课程融入，同向同行，将显性教育和隐性教育相统一，形成协同效应。

3. 学生的反馈　通过讲授，学生能从中药半夏名称中能感受到中医药文化的魅力，从历史上的半夏炮制品中，感受到不同地域半夏炮制方法的不同，增强对传统炮制品的学习兴趣。

案例二　半夏炮制工艺及解毒机制——培养深入探索、严谨的科学精神

一、案例内容

历史上有关清半夏炮制工艺记载较为模糊，关于辅料白矾的用量也不够统一。20世纪70年代，针对半夏生产效率低的问题，上海、天津等地区曾对半夏炮制工艺进行多次改进，缩短了炮制时间，并将煮制法改为浸制法等，但还存在损耗高、劳动量大、工序多等缺点。1975年，中国中医研究院中药研究所生药室炮制组与天津市中药饮片厂协作，同工人一起，以生产车间为基地，结合历代半夏炮制的传统经验，对清半夏炮制工艺进行改进。经过研究发现，使用4%、6%、8%和10%浓度的矾水浸制半夏，均可达到传统经验鉴定"口尝微有麻辣感"的标准，但从消除麻辣感时间上看，8%和10%浓度的白矾水浸制比4%和6%的浸制时间短，夏季一般2~3天、冬季一般4~5天即可，成品损耗率在10%以下。考虑10%浓度的白矾水配制时需要略加温才能达到基本溶解，在大生产时不方便，结合老药工经验，认为8%白矾水浸泡制备清半夏较为合适。

1985年1月25日，在北京召开了中药半夏炮制新工艺科研成果鉴定会，与会专家肯定了中医研究院中药研究所在半夏研究中的系列成果，认为清半夏及法半夏的炮制新工艺是在总结历代传统炮制经验的基础上，对现行的炮制工艺做了改进。有关"8%白矾溶液浸泡，至内无于心，口尝微有麻舌感"的清半夏炮制工艺及改进的姜半夏炮制工艺，一直沿用至今，成为炮制工艺创新研究的典范。

历史上半夏的炮制，常加入一定辅料，从而达到减毒增效的作用，如姜、米、醋、猪苓、米泔、麸、浆水、酒、矾水、白芥子、香油、菜油、皂角水、吴茱萸、甘草、羌活、巴豆、李仁、猪

胆汁、芒硝、盐、牛胆及蜜等都曾作为炮制半夏的辅料。其中沿用至今并得以推广的为甘草、生石灰、生姜、白矾等。有单用一种辅料的炮制方法,但多数用两种或两种以上辅料及炮制方法反复炮制,这也是半夏被作为复制法代表性中药的原因。

半夏为什么有毒、炮制为什么可以降低半夏的毒性、不同辅料对半夏药性影响的机制是什么,一直是学者关注的焦点。20 世纪 90 年代末,南京中医药大学吴皓教授团队开展了半夏炮制解毒机制的研究(图 15-1)。研究发现,半夏毒性成分为其所含的草酸钙毒针晶,该针晶主要由凝集素蛋白和草酸钙组成,凝集素蛋白具有促发炎症作用,而草酸钙针晶具有刚性的刺激,尤其该草酸钙针晶外形细长、具针尖末端、倒刺及凹槽等特殊结构,两者的作用叠加,使刺激性毒性作用更强,这就是半夏有毒的主要原因。

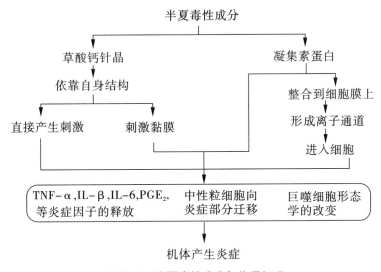

图 15-1　半夏毒性成分与作用机理

在揭示炮制解毒方面,学者围绕炮制方法和辅料两个方面进行了不懈的探索。半夏在炮制时,常采用泡或煮的方法,高温加热的煮法可使具有毒性的凝集素蛋白变性,从而降低半夏的毒性。而在辅料炮制解毒研究方面,常使用明矾、生姜、生石灰、甘草水等炮制半夏,其解毒机制也各有不同。

(1)白矾:白矾的水溶液中具有铝离子,浸泡半夏,铝离子与草酸钙毒针晶中的草酸结合成草酸铝,毒针晶被破坏,同时白矾溶液可以降解凝集素蛋白,两者共同作用导致毒性成分破坏,毒性下降。

(2)甘草:甘草含有的甘草甜素水解后生成葡糖醛酸,能吸附含醛基、羟基的毒性成分,经小便排出,从而使毒性减弱,药性也得到了缓和。另一方面,甘草酸类物质具有抗炎活性,可以减轻半夏毒针晶所致的炎症反应。同时,草酸盐类物质具有肾上腺皮质激素样作用,可增强机体对外界的适应性,从而提高对毒物的耐受力。

(3)生石灰:一方面,石灰水的强碱性可使半夏的草酸钙针晶结合蛋白变性,不再具有刺激性作用;另一方面,石灰水本身可以使半夏中部分针晶发生絮凝,使少量可能仍有刺激性的针晶混凝在大量淀粉粒或黏液细胞当中,无法释放,从而使半夏的刺激性丧失,达到减毒目的。

（4）生姜：其中的姜辣素类成分能抑制 COX-2，PGE_2，TNF-α，NO，MDA 的生成，减轻草酸钙针晶所致的炎症反应，进而降低刺激性。

二、教学设计与实施过程

本案例主要采用课堂讲授法、文献调研法等。课堂采用上述几种教学方法相结合，以学生为中心，营造一种和谐、平等、开放的课堂环境。在清半夏讲授前，提出为何清半夏炮制辅料用量如此精确、《中国药典》中半夏质量标准研究情况怎样等问题，请同学们自主查阅文献，获取第一手资料，对学生进行科研思路训练。课中围绕以上问题，学生汇报并展开课堂讨论，激发学生主动探索的兴趣。根据学生的发言，教师给予正向的反馈，引导学生学习半夏炮制工艺及炮制解半夏毒的研究现状，感受老一辈科学家的科学精神、积极解决行业问题的意识，拓展学生的科研思维，增加学生的课堂参与度与获得感。

三、教学效果

1.教学目标达成度

（1）通过讲述科学家们对半夏炮制工艺及参数进行不断探索与优化的案例，以更好地获得质量稳定、安全有效的中药饮片的严谨的科学态度，加强学生对炮制减毒的认识，增强学习积极性、文化自信和专业自豪感。

（2）通过文献探索半夏炮制解毒的机制，感受科学家对炮制中的关键科学问题锲而不舍的精神，提高学生对中药炮制的目的与任务的认识，增强学生的专业责任感和社会使命感。

2.教师的反思　教师是教学的设计者、教学的实施者，也是课程思政元素的挖掘者与传播者，能否将思政元素自然地融入专业知识的教学中成为考量任课教师教学质量的关键因素之一。这需要任课教师首先提高自身的思政素养、道德情操和科学思维水平等，运用德育思维，精心提炼专业课程中所蕴含的思政元素。教师在任教过程中，应不断学习，研究文献，了解工艺及炮制机制研究概况及存在问题，激发学生利用相关研究文献勇于探索、实践创新的精神。

3.学生的反馈　通过采用文献调研等教学方法，将课程思政元素有机融入专业知识教学的全过程，可有效提高学生学习兴趣，提升学生在课堂上的参与度，加强了学生与教师之间的互动，课堂氛围好，充分发挥了学生的主观能动性和积极性，激发了学生内在的学习动力，对中药炮制增效解毒机制研究有了更加直观和深刻的认识，对于学生科学思维能力和正确世界观的形成有非常重要的作用。

清半夏质量标准的完善——培养实事求是、
严谨认真的精神

一、案例内容

（一）清半夏的性状

根据《药品管理法》的规定，药品应当符合国家药品标准。《中国药典》是国家药品标准的重要组成部分，是药品研制、生产（进口）、经营、使用和监督管理等相关单位均应遵循的法定技术标准。全国专家在药典编制和修订中付出了大量精力，但由于其非常庞大，瑕疵也偶有出现。

例如，1963—2015年版《中国药典》收载清半夏的炮制工艺为"……用8%白矾溶液浸泡至内无干心，口尝微有麻舌感……"，1995年版以后开始记载清半夏的性状"……切面淡灰色至灰白色，可见灰白色点状或短线状维管束迹，有的残留栓皮处下方显淡紫红色斑纹。质脆，易折断，断面略呈角质样……"，角质样是淀粉加热之后形成的性状，显然仅经白矾水浸泡是不会形成角质的。即使在半夏采收脱皮后的干燥过程中采用烘干的方法，但经过8%的矾水浸泡后，其角质化程度也几乎消失。这就造成工艺与性状不符合的情况，按照药典工艺无法生产符合药典性状描述的规格，生产符合药典性状描述的规格，其工艺必和药典规定不符，给监管带来不便，也给清半夏加工企业带来很多困扰。

针对上述问题，《中国药典》2020年版对清半夏进行了修订完善，炮制工艺修订为"泡或煮"均可，角质样的性状也描述为"断面略呈粉性或角质样"，做到了工艺和性状相统一，体现了清半夏国家标准的严肃性和与时俱进。

（二）半夏标准的不断完善

1963年版《中国药典》规定半夏直径为2～6分（0.66～1.99厘米），从1973年版《中国药典》开始规定其直径为1～1.5厘米。随着半夏资源的日益紧缺，有关半夏直径大小的规定是否会造成资源浪费的问题也逐渐被学者关注。为此有学者考察不同直径半夏药材的质量差异，发现虽然总体上半夏药材的直径越大其有机酸和浸出物含量越高，但同一批次不同直径范围半夏样品间有机酸及浸出物含量差异均无统计学意义。若根据2015年版《中国药典》（一部）规定的半夏直径标准（1～1.5厘米），合格率为10.96%；若适当扩大其直径范围为0.7～1.5厘米，合格率为73.97%；当直径范围扩大为0.7～1.6厘米时，合格率达93.15%，因此相关标准中规定的直径大小由"1～1.5厘米"扩大为"0.7～1.6厘米"，这不仅有利于资源的充分利用，避免资源浪费，也有助于推动半夏的产业发展。

国家药典委员会中药标准处组织专家调研，发现部分生产厂家在产地初加工过程将焦亚硫酸钠拌入半夏中，目的是提高半夏药材的浸出物。为保证半夏药材质量和安全性，通过收集未经伴有焦亚硫酸钠的97批样品开展研究，将浸出物的限度由"不得少于

9.0％"修订为"不得少于7.5％"。此外,2015年版《中国药典》中半夏以琥珀酸计算总酸含量,测定方法为电位滴定法,但该方法滴定终点判定难度大,导致滴定结果误差较大,专属性不强。通过研究发现,半夏所含有机酸以草酸为主,琥珀酸含量不足总有机酸含量的10％,显然不能以琥珀酸含量代表其总有机酸的含量,且半夏经硫磺熏蒸后总有机酸的含量(电位滴定法测定)升高,存在产地加工通过硫熏提高总有机酸含量的现象。这些成分与半夏的质量和疗效相关性不强,有机酸是否有必要作为半夏的质量控制指标,还有待商榷。故经专家审议,删去了总酸的含量测定项目。清半夏由半夏药材加工而来,也一并进行了相应的修订。

近些年来,由于半夏价格较虎掌南星价格高,且性状相似,部分不良商家在半夏中掺入尚未成熟的虎掌南星,进一步加大了鉴别难度。针对这一情况,成都中医药大学药学院李敏教授团队首次从伪品虎掌南星中发现了区别于半夏的特征成分水麦冬酸,该成分也是在半夏属中首次发现,并创建了半夏及其饮片中掺伪虎掌南星的鉴别方法。该团队联合四川省食品药品检验检测院开展方法优化、方法学验证、标准制定以及方法应用等研究。2018年4月报中国食品药品检验检测院进行标准复核并通过。2019年11月26日,国家药品监督管理局正式发布了"半夏补充检验方法",这标志着半夏"打假"工作有了新的利器,并步入常态化,促进半夏药材、饮片及中成药的良性发展,为半夏临床用药的安全有效提供保障,对提高中药质量标准起到了积极的推动作用。

二、教学设计与实施过程

本案例主要采用课堂讲授法、文献调研法等。课堂采用上述几种教学方法相结合,以学生为中心,营造一种和谐、平等、开放的课堂环境。在讲清半夏之前提出2020年版《中国药典》为何修订了清半夏性状、半夏质量标准研究情况怎样等问题,请同学们自主查阅文献,课中围绕以上问题,学生汇报并展开课堂讨论,不但激发了学生主动探索的兴趣,而且其科研思路也得到了训练。根据学生的发言,教师给予正向的反馈,引导学生认识半夏工艺及标准中相关的研究现状,感受老一辈科学家的科学精神、积极解决行业问题的意识,拓展学生的科研思维,增加学生的课堂参与度和获得感。

三、教学效果

1. **教学目标达成度** 学生通过文献探索半夏饮片质量标准研究,感受科学家们对行业问题反复尝试、锲而不舍的钻研精神,培养学生实事求是、传承但不泥古的创新精神,增强学生的专业责任感和社会使命感。

2. **教师的反思** 教师是教学的设计者、教学的实施者,也是课程思政元素的挖掘者与传播者,能否将思政元素自然地融入专业知识的教学中成为考量任课教师教学质量的关键因素之一。教师需要先提高自身的思政素养、道德情操和科学思维水平,运用德育思维,精心提炼专业课程中所蕴含的思政元素。教师也应不断学习,研究文献,了解药材及饮片国家标准制定过程及存在问题,激发学生利用相关文献去积极探索、实践创新的精神。

3. **学生的反馈** 通过采用文献调研等教学方法,将课程思政元素有机融入专业知识教学,可有效提高学生学习兴趣,提升学生在课堂上的参与度,加强了学生与教师之间的互动,课堂氛围好,充分发挥了学生的主观能动性和积极性,激发了学生的内在学习动力,对中药炮制质量标准研究有了更加直观和深刻的认识,对于学生科学思维能力和正确世界观的形成有非常重要的作用。

案例四 张亭栋与砒霜——培养文化自信与自豪感

一、案例内容

20世纪70年代初,哈尔滨医科大学附属第一医院中医科主任张亭栋受黑龙江省卫生厅委托,到大庆市林甸县民主公社去调查当地的一个偏方。据传,那里有一名老中医的母亲得了皮肤癌,老中医使用"以毒攻毒"的方法,奇迹般地治好了母亲的癌症。老中医由此开始,通过肌内注射的方法,治愈了许多癌症患者,很多外地患者也都慕名前往。老中医的偏方是真是假? 张亭栋的一番调查,引出了后来被一些学者誉为诺贝尔奖级别的发现。

在电话中提起30年前的事情,张亭栋感到一言难尽。他于1950年毕业于哈尔滨医科大学,本科学习的是西医,后来转修中医,并致力于中西医结合的研究。1971年,他带了一组研究人员,包括一名中医、一名西医、一名中药师和一名西药师来到林甸县民主公社。他们在那里看到,传说中的老中医在农村的乡卫生院里确实有二十多张床,但任何像样的检查设备都没有。

"他是根据什么诊断癌症呢? 就是一些患者从外地转去的,有哈尔滨诊断的,有上海诊断的,有北京诊断的。"张亭栋回忆说,"我到那儿一看,他们都有诊断书,有肝癌、宫颈癌、食管癌等。我问他们病情,他们都说有好转。"好转的表现就是,肝癌患者的肝不痛了,宫颈癌患者的分泌物减少,大肠癌患者的便血也减少了。

有一个患者看到张亭栋他们,马上就坐起来了。"你不是赵教授吗?"患者认出了他们其中一人。赵教授感到意外:"你怎么认识我呢?"患者就说:"我上你们哈医大治我这食管癌去了,你们说不能做手术,因为癌症面积太大了,在胸腔里头没法做,我后来听说这个地方能治癌,就上这儿来了。我喝了这个药水,现在我已经能吃饭了。"

所谓的药水,由三味药组成,分别是砒霜、轻粉(氯化亚汞)和蟾酥。起初,老中医把它们做成药捻,塞到淋巴结核所形成的瘘管中,以治疗淋巴结核。随后,发现该药方同样可以治疗癌症。

经患者一提醒,赵教授想起来了,确实有那么一个患者,当时别说吃饭,连喝水都困难。他问患者现在情况怎么样了,患者说现在不但能喝水,而且一顿饭能吃两个馒头。赵教授表示,别的患者我不相信,这个患者我相信,因为当时我给他诊断的,肯定是有这个癌症。

于是,张亭栋他们将患者转至县医院进行X光透视,发现食管的缝隙扩大了,食物就能过去了。虽然没有完全治愈,但是患者的生理状态有好转了,生活质量提高了,体重也增加了。

张亭栋等人认为,既然这样,就说明老中医的药确实有效,于是他们决定留下来认真研究一番。由于研究是从1971年3月开始的,他们也就把药命名为"713"。

研究组的西药师叫韩太云,他把"713"做成了西药剂型的注射剂,并做了许多动物实验。而张亭栋是研究血液病的,他思考的是有没有可能用"713"来治疗白血病。

"713"中含有砒霜,而砒霜的化学成分是亚砷酸(三氧化二砷)。北宋的《开宝详定本草》、李时珍的《本草纲目》都记载了砒霜的药性。在西方,19世纪时也曾尝试用亚砷酸治疗白血病,但未获普遍承认和推广。

当时,张亭栋等人采取了一个"世界领先"方法——静脉注射。尽管古今中外都有用砒霜治病,但从未有人采用静脉注射的方式。他们将病人分了几组,分别注射不同成分的药剂,以弄清楚砒霜、轻粉和蟾酥中究竟是谁在起作用。除了同时含有三种成分的药,他们还把砒霜和蟾酥做成一种药,砒霜和轻粉又做成一种药,相互比较。结果发现,这三种药的优缺点很明显,含有轻粉的药会造成蛋白尿,伤肾;含有蟾酥的药会导致血压迅速升高,头痛、头昏。他们认为这两种药不能经常静脉注射了,就单纯使用砒霜,结果单用砒霜治疗的时候,效果仍然很好。

1973年,张亭栋等人在《黑龙江医药》发表论文,报道了他们用"癌灵注射液"治疗6例慢性粒细胞白血病病人的情况。从论文中可以看出,他们已经明确知道起作用的主要成分是砒霜中的"亚砷酸(三氧化二砷)"和微量"轻粉(氯化亚汞)"。经过他们治疗的6例病人症状均有改善。

随后,在1974年至1979年间,张亭栋及同事多次以"哈医大一院中医科"的署名撰文介绍"癌灵1号注射液"对白血病(包括急性白血病)的治疗效果,包括那篇代表性的《癌灵一号注射液与辨证论治治疗急性粒细胞型白血病》,其中指出55例病人的缓解率是70%。

然而,他们的成果直到1996年才被国际医学界知晓。那一年,张亭栋去美国参加了一次血液病的学术会议。当时的上海血液学研究所研究员陈竺在大会上报告了他们用三氧化二砷治疗白血病的情况,并指出发明该药物的张教授也到场了。这才引起了与会人员和国外媒体的兴趣。

二、教学设计与实施过程

本案例主要采用课堂讲授法、多媒体教学方法、文献调研法。课堂采用上述教学方法相结合,以学生为中心,营造一种和谐、平等、开放的课堂环境。在砒霜讲授前,提出为何剧毒的砒霜能治疗顽疾等问题,请同学们自主查阅文献,获取第一手资料。老一辈科学家对医学科学问题的执着影响着学生,并训练了学生的科研思路。课中围绕以上问题,学生汇报并展开课堂讨论,激发了学生主动探索的兴趣。根据学生的发言,教师给予正向的反馈,引导学生认识砒霜炮制及其在临床应用的价值和意义,感受老一辈科学家的科学精神、积极解决医学中的关键科学问题造福人民的意识,培养学生的家国情怀,增加学生的课堂参与度和获得感。

三、教学效果

1. 教学目标达成度

（1）通过文献调研，学生从传统古籍和现实临床问题的挖掘中感受到中药奇特的治疗效果，提升学生的专业责任感。

（2）通过文献调研和小组讨论，学生感受到医药前辈们对医学关键问题反复尝试、锲而不舍的科学探索精神，增强学生对中医药专业的认同感与自豪感。

2. 教师的反思　教师是教学的设计者、教学的实施者，也是课程思政元素的挖掘者与传播者，将思政元素自然融入专业知识的教学中成为考量任课教师教学质量的关键因素之一。任课教师首先要提高自身的思政素养、道德情操和科学思维水平等，运用德育思维，精心提炼专业课程中所蕴含的思政元素。教师应对传统中药的新疗效有所了解，对传统用药习惯有足够的认识，并将其应用到教学过程中，激发学生去发现问题、解决问题，服务中医临床，造福大众的家国情怀。

3. 学生的反馈　本案例采用文献调研等教学方法，将课程思政元素有机融入专业知识教学的全过程，有效地提高了学生的学习兴趣，提升了学生在课堂上的参与度，加强学生与教师之间的互动，课堂氛围好，充分发挥了学生的主观能动性和积极性，激发了学生的内在学习动力，对中药新药研制及毒性中药的开发利用研究有了更加直观和深刻的认识，对于学生科学思维能力和创新能力的提升有非常重要的作用。

第十六章　发酵法与发芽法

发酵与发芽均系借助酶和微生物的作用,是一种使药物通过发酵与发芽过程,改变其原有性能,增强或产生新的功效,扩大用药品种,以适应临床用药需要的炮制方法。这两类方法都必须具有一定的环境条件,如温度、湿度、空气、水分等。发酵法是经过净制或处理后的药物,置于适宜的温度和湿度下,在霉菌和酶的催化分解作用下,微生物生长达到一定程度,使药物发泡、生衣的方法。发芽法是将净选后的新鲜成熟的果实或种子,置容器内,加适量水浸泡后取出,在适宜的温度或湿度条件下,促使其萌发幼芽至规定程度,晒干或低温干燥的方法。

一、教学目标

1. 知识目标　掌握发酵法和发芽法的主要目的、操作方法和注意事项;熟悉发酵法和发芽法代表药物、炮制过程、质量要求和炮制作用;了解发酵法和发芽法代表药物历史沿革和现代研究概况。

2. 能力目标　学生能够理解发酵法和发芽法制备饮片的炮制作用;能够根据临床需求选择相应饮片。

3. 思政目标　通过本章学习,了解人文精神,培养文化自信,树立匠人精神,弘扬科学创新精神。

二、相关知识板块的思政元素分析

(1)诚实守信,不惧艰难,不厌其烦,繁中求精,繁中求效,精益求精和知行合一的工匠精神与科学精神。

(2)专业自信,民族自豪,乐于助人,平等待人的职业道德和个人修养。

(3)医者仁心,辨证思维和整体观念的中医传统。尊重患者,关爱生命,耐心倾听,精简诊治的人文关怀。

案例一 "九转南星"的炮制——培养精益求精的工匠精神

一、案例内容

胆南星是中医常用清热化痰、息风定惊的要药,使用至今已有近九百年的历史。它是一味传统发酵中药,天南星是毒性中药,经过胆汁制得的胆南星却无毒,天南星和胆南星在药性和药效作用也都不同。自古以来,胆南星一直用牛胆汁炮制,并有"得牛胆则不燥之说"。天南星经胆汁炮制后由燥湿化痰变为清热化痰,由散结消肿变为息风定惊,药性和药效均与天南星不同。明代梅得春《药性会元》载:"收十年已上者,胜于牛黄。"明代贾所学《药品化义》卷八载:"胆星意不重南星,而重胆汁,借星以收取汁用,非如他药监制也,故必须九制则纯。是汁色染为黄,味变为苦,性化为凉,专入肝胆。"明代张景岳《景岳全书》载:"胆星七制、九制者佳。"明代李时珍《本草纲目》载:"天南星,系悬风处干之。年久者弥佳。"清代严洁《得配本草》"胆星"载:"惟此为消降之圣药,九制者佳。"所谓七制、九制即是在胆南星在发酵的过程中,每年在胆南星中添加新的胆汁,时间长达7年者称为七制,9年者称为九制。

九转南星,是工序极为烦琐的一种胆南星。首先,将干燥的生天南星轧成粉末,加牛胆汁搅匀似稀黄酱,装于缸中盖好,将缸埋入地下,缸口略高于地面,药料进入发酵阴转过程;第二年,阴转天南星再加胆汁搅匀,分装于牛胆皮内悬挂在无直射日光的通风处,进入发酵阳转过程;第三年取下牛胆皮,以水闷去皮,药料轧成粗末,加胆汁搅匀,再装入牛胆皮囊内,挂通风处阴干;第四年至第九年,连续重复第三年的操作过程,加入药料的胆汁数量逐年递减;第十个年头即得九转南星。最后,入药前还需要再炙一次:九转南星轧成细末,加黄酒浸泡三天左右,待软化后搅拌均匀,放置笼屉内蒸透,微凉后搓成条,再切成长约半寸的段,晾干备用。这套炮制程序为追求药效不计人力、物力的付出,可谓不惧其艰、不厌其繁,繁中求精、繁中求效,表现了中药人精益求精的工匠精神。

二、教学设计与实施过程

本案例主要采用课堂讲授法、多媒体教学方法、文献调研法。将上述教学方法相结合,以学生为中心,营造一种和谐、平等、开放的课堂环境。课前布置小组预习作业查阅天南星的炮制方法,课堂请各组代表分享查阅文献,再通过教师讲解九转南星的炮制方法,引导学生思考九转南星方法的合理性和科学性以及古人为了追求药效不计人力物力的工匠精神,讲解九转南星的炮制原理,引导学生思考是否能够使用现代仪器设备改进炮制工艺,提高生产效率。

三、教学效果

1. 教学目标达成度 通过文献调研,学生感受到从传统古籍和现实临床问题中挖掘中药价值,提升学生的专业责任感;通过文献调研和小组讨论,感受古人对炮制工艺精益求精的态度,增强学生严谨务实的学习和工作态度。

2. 教师的反思　古人在中药饮片炮制工艺方面的创新和探索是值得我们现代人去钻研和学习的,虽然有些工艺操作复杂,但是临床疗效显著。在授课过程中给学生讲解胆南星的炮制原理,引导学生思考怎样利用现代化设备优化传统炮制工艺,提高生产效率和临床疗效,这是中医药人的责任和义务。

3. 学生的反馈　通过学习九转南星的炮制方法,感叹古人的智慧、炮制工艺之复杂繁琐。只有静下心来体会其中奥秘,才能真正理解中药人精益求精的工匠精神。同时也引发了思考,通过教师对中药炮制原理的讲解,了解了利用现代技术设备,优化改良九转南星炮制工艺,提高生产效率,才能更好地促进中药炮制的发展。

案例二　麦芽和稻芽之巧用——增强专业自信、民族自豪感

一、案例内容

东汉末年,群雄逐鹿、军阀混战,华夏大地满目疮痍、民不聊生。在长沙,有一农夫为了躲避战乱,和妻子隐居山林过活。夫妻俩唯一的遗憾就是年过四十,膝下未有子嗣,终于在农夫四十五岁那年,妻子生下一子。农夫觉得这个孩子是上天赐予他们夫妻俩的,于是给其取名天赐。天赐三岁时患病,吃不下东西,晚上经常惊醒,不停哭闹,少有大便,小便少而赤黄,夫妻俩夜不能寐。于是,农夫奔波几十里山路抓药无效。虽妻子对农夫说:"我和你进山之前听说太守张仲景医术高超,又乐于助人,你快去请他来给孩子看看吧!"农夫听后到长沙城四处打听,终见张仲景。张仲景望闻问切一番,思虑过后写下药方,但农夫担心抓不到药。张仲景道:"这个你不必担心,我给你开的这几种药你这山中都有。"农夫拿过药方一看,只有稻芽、薏苡仁、山楂、淡竹叶、钩藤、蝉蜕、甘草七种药,果真都是山中所产。张仲景说:"稻芽用以健脾消食,薏苡仁用于利尿化湿,这两种是君药,其他五种也能辅助清热除烦、补肝益气,一起煎服代茶饮,小孩子也容易喝下去。因为是七种药组成,上映北斗七星之数,所以唤作小儿七星茶。"农夫听后大喜,他没想到稻芽、竹叶也能治病。天赐喝过这七星茶,两三日后病愈。此传说表明了上医对各药用法了然于胸,因时因地因人而治,救人信手拈来。

二、教学设计与实施过程

本案例主要采用课堂讲授法、文献分析法、讨论法、启发式教学法和互动式教学法。课堂采用这几种教学方法相结合,以学生为主体、教师为主导,营造一种良好、平等的教学环境。课前先让同学们分组,查阅稻芽和麦芽文献进行阅读,通过阅读文献了解稻芽和麦芽的药性、临床作用等。在讲解稻芽和麦芽的临床应用时引入案例,展开课堂讨论,激发学生主动探索的兴趣,根据学生的发言,教师给予正向的反馈,引导学生在中医基础理论的指导下合理应用中药。通过案例的学习,激发学生对中医中药的专业自信、民族自豪感。

三、教学效果

1. 教学目标达成度　通过讲述,学生掌握麦芽和稻芽的正确的炮制方法及临床使用方法,激发学生对中医中药的专业自信,民族自豪感。

2. 教师的反思　稻谷和大麦在古代均是重要的经济作物,通过发芽法制备的稻芽和麦芽应用于临床,临床效果显著。通过案例的融入让学生深刻体会到学习炮制的实际应用价值。用形象的例子、典型的事例以讨论的方式让学生参与进来,学生才会有所思考或触动,才能达到较好的学习效果。

3. 学生的反馈　课堂上改变了"老师讲,学生听"的传统教学模式,问题引导式的教学方法吸引了学生的学习兴趣,提升了学生在课堂上的参与度,加强了师生之间的互动,课堂氛围好,充分发挥了学生的主观能动性。

第十七章　水飞法与提净法

利用粗细粉末在水中悬浮性的不同,分离制取细粉的方法称为水飞法。水飞法历史悠久,是矿物药炮制的常用方法之一。如《雷公炮炙论》中就有代赭石"凡使,不计多少,用腊水细研尽,重重飞过,水上有赤色,如薄云者去之"的记载。《备急千金要方》中载有"凡钟乳等诸石,以玉槌水研,三日三夜,漂炼务令极细"的描述。《本草纲目》中记载有"朱砂,今法惟取好砂研末,以清水飞三次用,其末砂多杂石铁屑,不堪入药"等。后世逐渐将这种方法明确为水飞法。这种方法有其独到之处,是其他方法不能替代的。该法用水量是关键,直接影响水飞药物的质量,不同种药物、同种药物质量不同,其用水量均不同,一般采用少量多次的方法加水。目前,水飞法主要用于朱砂、雄黄、滑石等难溶于水的矿物药炮制。某些矿物药,特别是一些可溶性无机盐类药物,经过溶解、过滤、除净杂质后,再进行重结晶,以进一步纯净药物的方法称为提净法。《雷公炮炙论》首次采用了"凡使,先以水飞过,用五重纸滴过,于铛中干之,方入乳钵,研如粉任用"的方法炮制芒硝。目前,提净法主要用于芒硝、硇砂等溶于水的矿物药炮制。

一、教学目标

1.知识目标　掌握水飞法、提净法的主要目的、操作方法和注意事项;熟悉水飞法、提净法代表药物、炮制方法、质量要求和炮制作用;了解水飞法、提净法代表药物现代研究概况。

2.能力目标　学生能够根据不同饮片炮制方法选择相应工艺流程;能够根据临床需求选择相应饮片。

3.思政目标　通过本章学习,激发家国情怀,启发探索兴趣,发扬美德,弘扬科学家精神。

二、相关知识板块的思政元素分析

(1)树立文化认同、文化自信,培养审美能力与文化素养。

(2)诚实守信,恪守准则,尊重患者,坚守做人原则,遵纪守法,合理合法炮制和使用中药。

（3）辨证思维,传承创新,整体观念,医者仁心,药者匠心的中医传统。

（4）独立思考,严谨求实的科学精神。

案例一 朱砂之应用——培养审美能力与文化素养

一、案例内容

朱砂作为水飞法的典型矿物类代表性药物。早在3000多年前就有朱砂开采与冶炼的历史,如《汉书·地理志》和《后汉书·郡国志》记载:"谈指出丹";汉朝时期,湘西朱砂已在全国享有很高的知名度,自唐代起列为贡品运送朝廷。宋代沅州通判朱辅著《溪蛮丛笑》记载:"辰锦砂最良,砂出万山之崖为最,伶佬以火攻取。"至今,在湘西仍有多处坑洞的遗迹中留下了远古时期爆火裂石的痕迹,记录了世界上最久远的采矿历史和世界上最原始的汞矿开采、冶炼的方式。湘西是世界上最大的天然朱砂集中地和中国最大的汞矿产品生产基地,其汞矿资源和汞产品产量之大位列中国之首、亚洲之冠、世界第三,被誉为"中国汞都""朱砂王国"。《周礼》将朱砂、石胆、雄黄、矾石、磁石共列为五毒之石,入药时需要将朱砂矿石击碎、去杂、水飞成极细粉。朱砂作为中药,有清心镇惊、安神、名目、解毒的功效。水飞后更加纯净,便于服用,用于治疗心悸易惊,失眠多梦,癫痫肿毒等症。朱砂作为颜料已有悠久的历史,中国画及印泥(含植物油和植物纤维)的必备颜料就是朱砂磨成的红色粉末。古代的皇帝们用朱砂红磨墨,用于批改上奏的公文,久不褪色。朱砂红也可以磨出像女孩子内心一样多变的彩墨,藏着一份外刚内柔的情怀。甚至许多女子都直接以"朱砂"为名,那一点鲜红像是凝结了中国五千年的悠悠情怀,十分美丽。通过这些案例可拓展学生朱砂的相关知识,提高其审美能力与文化素养。

二、教学设计与实施过程

本案例主要采用课堂讲授法、举例法、多媒体教学法、启发式教学法、探究教学法等。课堂采用这几种教学方法相结合,以学生为主体、教师为主导,营造一种平等、开放交流的教学环境。在课堂开始后先通过播放朱砂的图片,让学生说出其名字,引出本节课所讲内容,在介绍朱砂的来源、产地属性与炮制方法时,引入本案例,并设置有关朱砂使用的常识及中药临床疗效等问题,展开课堂讨论,激发学生主动探索的兴趣。根据学生的发言,教师给予正向的反馈,引导学生认识炮制对朱砂毒性及药效的影响。从朱砂的历史地位,增强学生的文化自信、专业自信和政治认同感,拓展学生的思维,培养学生的审美能力和文化素养,增加学生的课堂体验感与获得感。

三、教学效果

1. 教学目标达成度

（1）通过讲述朱砂的来源、开采历史及产地属性,增强学生学习积极性、文化自信和专业自豪感。

（2）通过列举朱砂的具体应用,拓展学生的思维,培养学生的审美能力,提高其文化素养。

2. 教师的反思　中医药蕴含的思想观念和实践方法均能丰富教师的专业素养。专业教师平时也要注重加强课程思政的培训与学习,加强中药学多学科知识的融合,激发学生对中药及中药炮制的兴趣,更加热爱中药及中医药文化。多与经验丰富的思政教师沟通请教,将专业课程教学与思政课程进行融合,以便达到"润物细无声"的教学效果。

3. 学生的反馈　教师服务的主要对象是学生,"以学生为本"需要教师重视学生的兴趣点和需求。教师可通过创设情境化学习环境将教学内容与现实生活中的实际问题结合起来。通过真实案例和故事,让学生能够将知识应用到实际情境中,激发学生学习水飞法炮制矿物药的动力,同时对炮制改变中药性状和药效有了更加清晰的认识,有利于学生文化素养的提升。

案例二 朱砂水飞减毒——培养"医者仁心,药者匠心"精神

一、案例内容

朱砂在《神农本草经》里被列为上品,称之为丹砂。朱砂内服有镇静安神的作用,外用可以杀灭皮肤上的寄生虫和细菌,故有"主身体五藏百病,养精神、安魂魄、益气、明目,杀精魅邪恶鬼"的说法。传统医学对朱砂的认识,经历了从无毒到有毒,再到目前限量使用的认识过程。朱砂的主要成分是硫化汞（HgS）,但自然界的朱砂常夹杂有其他杂质,其中最常见者有雄黄、磷灰石、沥青质以及游离汞和可溶性汞盐等。游离汞和可溶性汞盐为朱砂中对人体有害的物质,长期服用朱砂可导致汞中毒,对人体造成无可挽回的损害。其游离汞一部分是由天然矿物带入,另一部分是因为用铁器加工朱砂或朱砂中的铁屑等杂质与 HgS 等长期接触,逐渐使汞还原造成的。所以,朱砂在加工过程中忌与金属器具接触。而水飞、水漂则可使朱砂中的毒性成分汞、铅与铁的含量降低。研究表明,水飞后洗涤次数越多,可溶性汞盐含量越低,而对 HgS 含量基本无影响。在炮制过程中,朱砂忌火煅,见火易析出水银（$HgS + O_2 = Hg + SO_2 \uparrow$）,有剧毒。因此,干燥时温度不宜过高,2020 年版《中国药典》要求晾干或 40℃以下干燥。除了人们常常关注的毒性成分汞及毒性外,有学者也关注了朱砂中可溶性 S^{2-},发现朱砂经过水飞后,可溶性 S^{2-} 水平显著增加。因此,推测朱砂经过水飞法炮制后:①炮制增效主要是由于 S^{2-} 的水平增加;②S^{2-} 的生物活性是朱砂在众多名方、成药中仍沿用至今的主要药效物质;③汞的毒性主要由于其在体内易与—SH 结合,使内源性蛋白或酶失去活性。而朱砂中的 S^{2-} 可以对抗一部分汞的毒性,这也解释了为什么朱砂的毒性远小于汞的毒性。因此,朱砂在使用或配伍前必须经过炮制。

水飞研磨耗时耗力却能让毒性的朱砂成为救命良药,即"炮制虽繁必不敢省人工"的含义正在于此,这是所有中药人必须恪守的准则。这是对临床疗效的保证,也是对患者用药安全的承诺。让学生在了解朱砂的过程中,把"医者仁心,药者匠心"的做人原则牢

记于心中,从而增强其责任心与使命感,同时增强其专业自信、文化自信与文化认同。

二、教学设计与实施过程

本案例主要采用课堂讲授法、提问法、多媒体教学方法、启发式教学法、探究教学法等。课堂采用上述几种教学方法相结合,以学生为中心,营造一种和谐、平等、开放的课堂环境。在讲解水飞法炮制朱砂时,可以播放视频资料,使学生们了解朱砂背后的炮制故事。设置水飞法与中药药性、药效及成分相关等问题,展开课堂讨论,激发学生主动探索的兴趣。根据学生的发言,教师给予积极正面的总结,引导学生认识中药炮制减毒的科学内涵及实际指导意义,增强学生的文化自信、专业自信和文化认同感。将"医者仁心,药者匠心"精神的深刻内涵传递给学生,增强学生的专业责任感和社会使命感。

三、教学效果

1. 教学目标达成度

(1)通过讲述朱砂水飞法炮制前后化学成分变化、药性及毒性的改变,加深学生对炮制增效减毒的认识,增强学习积极性、文化自信和专业自豪感。

(2)通过讲授朱砂具体水飞法炮制工艺及其化学成分的变化,提高学生对中药炮制学研究任务的认识和体会,增强学生的专业责任感和社会使命感。

2. 教师的反思 教师只有将教与学两个方面协调配合,不断提升自身的综合素质和工作能力,教学工作才能取得良好效果。针对授课的内容和炮制品种,教师应根据学生学习的痛点与难点,认真备课,做好提问预案,以便于在课堂上更好地开展教学。同时,围绕授课内容的重点和难点有针对性地展开教学活动,以便激发学生的学习欲望。在教学形式上,学生可以利用"课堂派"平台的"弹幕"功能回答问题,表达自己的想法,参与课上师生互动,此类思考过程有助于培养学生的问题意识和逻辑思维能力,充分调动每位学生课堂参与度及互动的积极性。

3. 学生的反馈 在以"学生为中心"理念的指导下,将"老师讲,学生记"的传统教学模式改为学生主动学、主动参与,如创设问题情境、引导学生自主学习等教学方法,可激发学生主动参与课程设计与知识探究,提高学生对学习内容的主动性和课堂参与度,增强学生对水飞法炮制朱砂改变药效与毒性的认识,利于学生责任感和使命感的培养。

案例三 雄黄见火毒如砒——培养严谨求实的科学精神

一、案例内容

雄黄始载于《神农本草经》,具有燥湿、杀虫、解毒之功。雄黄为主含硫化砷的矿石,未经加工炮制过的雄黄毒性较大,不可内服。历代炮制方法有炼、烧、煨、药煮、醋炙、水飞等多种炮制方法,尤其是醋制和水飞法多用。如南北朝刘宋时期的《雷公炮炙论》中记载:"雄黄三两,下东流水入坩埚中,煮三伏时,滤出,捣如粉,水飞,澄去黑者,晒干,再研,方入药用。"梁代《肘后备急方》记载:"烧热令赤,以米醋沃之,更烧醋沃,其石即软如泥,刮取涂肿。"宋代《太平圣惠方》记载:"以米醋煮三伏时,取出研如粉"等。雄黄加工炮制不可高温处理,古文献记载"忌火煅"。现代研究表明,雄黄在空气中受热,当温度上升到 $220 \sim 250$ ℃ 时,雄黄与空气中的氧气发生化学反应,生成三氧化二砷(As_2O_3),而 As_2O_3 则是毒药砒霜(信石)的主要成分,毒性剧增,故有"雄黄见火毒如砒"的说法,因此雄黄不能在空气中加热炮制。

加工炮制雄黄须采用水飞或醋水飞处理,水飞法不但可将雄黄炮制成雄黄极细粉,除去杂质、夹石,而且其中的可溶性砷量(有毒)及其他金属元素含量均略有降低,从而降低毒性,便于内服外用。现代研究表明,以不同方法炮制后的雄黄可溶性砷的含量依次为加水球磨法>打粉法>干研法>水飞法,其中,水飞法炮制的雄黄粉末毒性最低。干研法炮制雄黄不能减少 As_2O_3 含量,而水飞法则可明显降低可溶性砷的量,且用水量越大,成品中 As_2O_3 含量越低,雄黄与用水量之比为 1∶300 最佳。另有报道,分别以水、5% 盐酸、1% 氢氧化钠水飞雄黄,炮制品中的 As_2O_3 的含量为生品>水飞品>碱水飞品>酸水飞品,增大氢氧化钠的浓度,反而使 As_2O_3 含量升高;若用酸性溶媒处理,能溶出其中的 As_2O_3,增加洗涤次数、提高水温、减小雄黄粉粒度,可提高洗除 As_2O_3 效果。因此,学者们建议 As_2O_3 的量应作为控制雄黄的毒性指标。此外,一些产地的雄黄或含铅、铊、汞等类物质,水飞法并不能除净,亦应慎用。若雄黄质量较差者,虽经炮制,仍不能减少对人体有害的金属元素,二硫化二砷含量亦无明显增加,因此,此类雄黄不宜供药用。

二、教学设计与实施过程

本案例主要采用课堂讲授法、提问法、多媒体教学方法、启发式教学法等。课堂采用上述几种教学方法相结合,在讲解雄黄炮制方法时,可以播放视频资料,使学生们了解"雄黄见火毒如砒"说法的由来。设置问题,展开课堂讨论,激发学生主动探索的兴趣,根据学生的发言,给予积极正面的总结,引导学生认识中药炮制减毒的科学内涵、实际指导意义及《中国药典》中雄黄标准的制定,增强学生的文化自信、专业自信和文化认同感,培养学生的问题意识和逻辑思维能力,增加学生的课堂体验感与获得感。

三、教学效果

1. 教学目标达成度

(1)通过讲述雄黄水飞法炮制前后化学成分变化、药性及毒性的改变,加深学生对炮制减毒的认识,提高学习积极性,增强文化自信和专业自豪感。

(2)通过列举雄黄具体炮制工艺参数优化及成分变化,提高学生对中药炮制学研究的认识和体会,培养学生严谨求实的科学家精神。

2. 教师的反思 导入是课堂教学的起始环节,正所谓"好的开始是成功的一半",教师在导入这一环节中应想方设法集中学生的注意力,激发学生的学习兴趣,将学生的思绪带入特定的课堂学习情景中。针对授课的内容与炮制对象,设置富有启发性的问题,启迪学生思维。针对学生精力分散的现象,要适时进行课堂提问,吸引学生注意力,及时了解学生的思维动态,充分调动每位学生参与互动的积极性与热情。将科研思路融会贯通于课堂教学中,应用皮格马利翁效应,善于发现学生的闪光点,引导并培养学生的科研素质与科研能力,激发学生对科研的向往和热爱,为学生以后的学习和工作奠定良好基础。

3. 学生的反馈　课堂上改变了"老师讲,学生记"的传统教学模式,问题引导式的教学方法吸引了学生的学习兴趣,提升了学生在课堂上的参与度,加强了师生之间的互动,课堂氛围好,充分发挥了学生的主观能动性。通过课程的学习,学生对雄黄炮制方法的选择和水飞法炮制原理有了一定的了解,同时增强了学生对中药炮制减毒的重要性的认识,激发了学习动力,有利于严谨求实的科学精神的培养。

案例四 芒硝"内服泻下,外用清热"——培养中医辨证思维

一、案例内容

芒硝味咸、苦,性寒,归胃、大肠经,具有泻热通便、软坚润燥、泻火消肿的功效,临床主要用于热性便秘诸证。从汉代至清代,配合应用芒硝的方剂甚多,如《伤寒论》中的桃核承气汤、大陷胸汤,《温病条辨》中的新加黄龙汤、增液承气汤,《太平惠民和剂局方》中的凉膈散等。在热症的基础上,实证虚证、病位涉及表里五脏、病变有危急重症、有热有积皆可应用芒硝。许多经典方剂屡经历代临床验证,疗效显著且快,流传至今,目前仍为临床难以替代的名方。

近代中西医汇通学派的代表人物之一张锡纯先生治疗便秘创制的硝菔通结汤,即用大剂量萝卜煎煮朴硝成汤服用治疗便秘。此方的创制无疑是受芒硝的炮制方法所启发,与芒硝的炮制方法不同的是把萝卜与朴硝直接合煮,且萝卜用量大于朴硝,不再结晶,直接服用。他认为"软坚散结,朴硝之所长也,然其味咸性寒,若遇燥结实者,少用之则无效,多用之则咸寒太过,损肺伤肾""惟与莱菔同煎数次,则朴硝咸味尽被莱菔提出,莱菔之汁浆,尽与朴硝溶化。夫莱菔味甘,性微温,甘温可化朴硝之咸寒,其补益可缓朴硝之攻破"。后有学者在张锡纯硝菔通结汤的基础上自拟加味硝菔通结汤治疗老年便秘。

山东省中医院国医大师尚德俊教授团队善用芒硝为主药的冰硝散治疗周围血管疾病,其方药组成为:芒硝2000克,冰片10克,用于多种原因引起的肢体肿胀,如下肢深静脉血栓形成的急性期、肢体淋巴水肿、下肢静脉瓣膜功能不全、丹毒、创伤等。研究表明,将芒硝与冰片混合后外敷患处,芒硝的清热消肿功效配伍冰片的透皮作用,能够增大细胞间隙,提高药物分子的穿透力,二者配伍能够快速有效地消除下肢淋巴水肿,促进淋巴管的通畅,并且外用药物对人体影响小,毒副作用少。现代临床应用研究表明,芒硝在泻下方面疗效显著,如治疗麻痹性肠梗阻、粘连性肠梗阻、脑中风后便秘等,同时芒硝外用具有抗炎作用,治疗重症急性胰腺炎、静脉炎、产后急性乳腺炎、痔疮等炎症疗效确切。芒硝外敷可加快淋巴循环,消除组织肿胀,缓解疼痛,加快术后创面愈合。

通过上述案例,可以看出芒硝在中医临床中应用广泛、疗效显著,这就需要中医师精准辨证、合理运用不同的炮制品施治。

二、教学设计与实施过程

本案例主要采用课堂讲授法、举例法、多媒体教学方法、启发式教学法等。课堂采用上述几种教学方法相结合,在讲解芒硝临床运用时,可播放该案例相关的图片或视频资料,激发中医专业学生的兴趣,并设置芒硝药效及主治病症等相关问题,展开课堂讨论,激发学生主动探索的兴趣。根据学生的发言,教师给予积极正面的总结,引导学生精准辨证施治、合理运用中药炮制品,培养学生的中医辨证思维,增加学生的课堂体验感与获得感。

三、教学效果

1. 教学目标达成度

(1)通过讲述芒硝历代应用历史,加深学生对朴硝与芒硝及其功效的认识,增强学习积极性和专业认同度。

(2)通过列举著名中医药大家运用芒硝的案例,提高中医专业学生对中药炮制学的认识及认同,增强学生的专业自豪感,培养学生的中医辨证思维及正确用药意识。

2. 教师的反思 古人云"吾日三省吾身",只有在教学过程中不断反思,发现问题,不断改进,才能不断提高自己的教学业务能力。针对具体的教学内容和思政元素,教师应采取形式多样的教学方法,结合教师由浅入深、由表及里的讲授,使学生有如身临其境。通过这种情感渲染和传达,学生更容易接受思政元素的融合、诠释与理解,形成情感共鸣,产生学习动力,达到"润物细无声"的教学效果。

3. 学生的反馈 通过改变教学模式,将课程思政元素有机融入中药炮制学专业知识中,采用多种教学方法和方式可有效提高学生学习兴趣,提升学生在课堂上的参与度,激发学生对中药炮制有更直观的认识并产生浓厚兴趣,更加热爱中医药文化,对于学生中医思辨能力的培养和自身价值观的塑造有一定的积极意义。

第十八章　干馏法与熬胶法

干馏法和熬胶法均为我国传统炮制技术,二者通过加热,使原料药中成分分解,产生新的药效用于临床。干馏法是将中药置于适宜容器内,以火烤灼,使之产生汁液的方法。干馏法历史悠久,竹沥早在汉代的《神农本草经》有记载"竹汁"。《肘后备急方》里记述了当时用干馏法制备竹沥的过程。《日华子本草》载蛋黄油:"炒取油,和粉敷头疮。"《本草纲目拾遗》载黑豆馏油:"细黑豆装入罐内,罐口以铜丝罩格定,使豆不能倒出,罐口向下,以火燃烧罐底,管内豆自焦,有油滴出。"现代研究对干馏法进行研究,并在传承传统炮制方法的基础上有所改进,主要用于制备竹沥、蛋黄油和黑豆馏油。熬胶法是将动物皮、骨、甲或角用水煎取胶质,浓缩成稠胶状,经干燥后制成固体块状的方法,常用来熬制阿胶、鹿角胶、龟甲胶、鳖甲胶、龟鹿二仙胶。熬胶法一般需要处理原料、熬取胶质、澄清和过滤、浓缩收胶、凝胶与切胶、干燥与包装等步骤。熬胶法操作比较复杂,每一步的炮制程度也十分考究,作为传统炮制技术,熬胶的制作技术几千年来传承至今,并成功申请为国家非物质文化遗产。

一、教学目标

1. 知识目标　掌握干馏法、熬胶法的主要目的、操作方法和注意事项;熟悉干馏法、熬胶法代表药物、炮制过程、质量要求和炮制作用;了解干馏法、熬胶法代表药物历史沿革和现代研究概况。

2. 能力目标　学生能够理解干馏法和熬胶法制备饮片的炮制作用;能够根据临床需求选择相应饮片。

3. 思政目标　通过本章学习,了解一些古代炮制方法的人文精神,达到文化传承目的,培养文化自信,传承坚守和创新古代炮制方法,树立匠人精神,弘扬科学创新精神。

二、相关知识板块的思政元素分析

(1)专业自信,文化认同,医者仁心,传承创新,整体观念,辩证思维的中医传统。

(2)乐于助人,吃苦耐劳,勤于实践的个人素养。

(3)尊重患者,关爱生命的人文关怀。

（4）精益求精,严谨求实,独立思考,刻苦钻研的科学精神。

案例一 祛痰圣剂鲜竹沥——培养专业自信与文化认同

一、案例内容

竹沥为禾本科植物淡竹的茎用火烤灼而流出的液汁,主产于山东、河南及长江流域以南各地,以色泽透明者为佳,其在历代医书中有不同的别名,如《神农本草经》"竹汁,主风痓实,通神明,轻身益气"。梁代《本草经集注》始有"竹沥"的记载。自唐代以后《千金要方》有"直接火烧制备竹沥汁"。唐代孙思邈:"取淡竹断两头节,火烧中央,器盛,两头得汁。"宋代《普济本事方》"用新堇竹烧,取之"、明代《本草纲目》"竹段装瓶倒悬炭火围逼制竹沥"等炮制方法。

干馏竹沥的炮制方法一直沿用至今。竹沥作为祛痰圣药具有悠久历史,《本草衍义》曰:"竹沥行痰,通达上下百骸毛窍诸处,如痰在巅顶可降,痰在胸膈可开,痰在四肢可散,痰在脏腑经络可利,痰在皮里膜外可行;又如癫痫狂乱,风热抽搐者可定,痰厥失音,人事昏迷者可醒,为痰家之圣剂也"。四川国家级名老中医江尔逊曾亲身体验竹沥祛痰的功效,其本人向有痰饮宿疾,初因痰饮咳嗽、胁痛、寒热如疟,服香附旋复花汤而愈。不久,又受外感复发,外证不彰,惟咳嗽痰多,胸部牵掣作痛,用六安煎不效,改用香附花汤亦不效,又数次更方,皆不中,病益剧。呼吸、活动均牵掣胸部作痛,仰卧于床,不可稍动,气喘痰鸣,痰粘稠如怡糖之筋丝状,咯至口边而不出,需以手捞之。七日之间,饮食不进,口干欲饮,水入则呛咳不已,势进垂危。其师陈鼎三先生诊后曰"试用豁痰丸"。因深夜无竹沥,权用莱菔汁代之,连尝二煎,病无进退。后取得竹沥,乃煎豁痰丸,兑入竹沥三汤碗,下午三时服头煎,黄昏服二煎,至夜半,觉痰减少,气喘胸痛减轻,竟可翻身。又服三煎,次晨诸症大减。胸中之痰诞,既未吐,亦未下,于无形中消失矣。并能知饥索食。守方再进一剂,便可扶床行动,二日后即可出门。通过此案例让学生了解普通中药可产生神奇的疗效,培养学生的专业自信与文化认同。

二、教学设计与实施过程

本案例主要采用课堂讲授法、举例法、多媒体教学方法、启发式教学法、课下讨论法等。课前通过慕课、学习通等形式预习,提醒学生关注鲜竹沥制作过程,激发学生兴趣。课堂上以"你见过鲜竹沥吗"进行提问的形式引出本节课内容,在课堂讲授过程,以课堂讨论等形式,使学生认识鲜竹沥的制备过程。根据学生的发言,教师给予正向的反馈。同时在课堂讲解鲜竹沥功效时引用本案例,展开课堂讨论,激发学生主动探索的兴趣,从中药炮制的文化传承、中药炮制文化的源远流长等方面增强学生的文化自信、专业自信和政治认同感,培养学生的专业情怀和文化传承意识,增加学生的课堂参与感与文化认同感。

三、教学效果

1. 教学目标达成度　通过讲述鲜竹沥制备过程、鲜竹沥的制备历史沿革,了解中药炮制文化源远流长的历史,加深学生对中药炮制技术是文化遗产的认识,增强其对中药炮制文化传承的使命感和自信。

2. 教师的反思　中医药传统文化中蕴含着丰富的哲理,中药炮制是中医药文化的一部分,其炮制方法的传承是我们传承文化的重要载体,教师在讲授这些方法同时也要充分认识到传承中药炮制文化的重要性,并通过潜移默化的方法把这些思维灌输到课堂上,移植到学生思想里,这样才能达到思政教育隐形融入课堂的目的。

3. 学生的反馈　学生通过自己查阅资料,理解炮制方法蕴含的中医药文化,在教师讲解这些内容时会有更加深刻的认识。通过自己自主获取知识,激发内在的文化自信和专业认同,从而更加认识到自己在传承文化,在工作担当中的责任,有利于学生自身发展和价值观的塑造。

案例二　九天阿胶——培养敬业创新与奉献精神

一、案例内容

阿胶以冬至前后的黑色驴皮为原料,外除附毛,内去筋肉,用井拔凉水,桑木为柴,以金锅银铲,熬制七七四十九天,加入参、茸、桔、桂等贵重药料,制成宫廷服用的"贡胶"。而在禹州制作时,已不可能再用金锅银铲、桑木为柴了,改用一般锅、铲及木柴为火,熬制九九八十一个时辰,七天七夜制成。东阿之胶分为福、禄、寿、喜四个等级。禹州之胶分为一、二、三等,每斤共八个长方块,以"胶块落地破碎如冰"为标准。因阿胶以寒冷的三九天驴皮为主料,又以"九里天"生产为佳,所以,禹州阿胶取名"九天阿胶"。

建国后,九天阿胶被收入《全国中成药处方集》,1968年禹县制药厂的九天阿胶年产量突破十万斤。1980年被评为河南省优质产品。20世纪70年代禹县制药厂与上海、北京、重庆、天津等地一起,被列为全国生产阿胶的五家之一。

二、教学设计与实施过程

课堂以视频及网络资料课前导入相关内容,依据熬胶法总体制备方法,了解熬胶过程工艺的历史,总结此方法蕴含的文化内涵、传承精神、创新方向、匠人精神等思政元素,让学生依据这些提示去体会材料内相关的内容,学生可以依据不同的案例,或从案例的不同方面来讨论,从几代熬胶人工艺的传承来体会中药炮制从业者的职业精神,从熬胶工艺的繁琐程度来体会中药炮制从业者的工匠精神,体会熬胶工艺虽繁琐但依旧不省药力的中药炮制从业者所坚守的古训。

三、教学效果

1. 教学目标达成度

（1）通过讲述中药熬胶工艺的繁琐，来加深中药炮制技术传承的意义，增强对古代中药炮制优秀文化的理解，增强文化自信，激发学生学习的积极性。

（2）通过讲述阿胶生产过程中关键技术对其质量的影响，让学生理解中药炮制技术的严谨性，明白中药炮制"非故巧弄，各有意存"的含义，提高学生对中药炮制技术的敬畏感，增强对中药炮制技术是影响临床疗效的关键技术这一理念的认识。

2. 教师的反思　教师对学生的影响是潜移默化的，教师传道过程其实是其思想和知识的有机结合，教师应充分理解所教知识里蕴含的思政元素，并精心提炼，找到知识和思政元素之间重要的契合点，从而才能使思政理念更好地通过课堂影响学生。在讲授阿胶熬制工艺过程时，有很多影响学生以后职业态度和价值理念的元素可以挖掘，并且能找到很多相关的材料去展示给学生，这就要求教师要充分去感受这一蕴含中医文化、技术、理念的元素，才能将显性教育和隐性教育相统一，形成协同效应。

3. 学生的反馈　通过多种渠道，多种方式，将课程思政元素有机融入专业知识教学的全过程，激发学生的学习兴趣并增强学生在课堂上的参与度，当教师深刻的思政价值观和学生感兴趣的点联系在一起的时候，思政教育就是水到渠成的事情，学生便能在学习中更多地修正自己的思维和价值取向，达到较好的效果。

案例三 阿胶制备工艺的改进——传承创新与精益求精的精神

一、案例内容

三千年来，世世代代的东阿阿胶的制作技艺传承人一直都按照老祖宗传授的办法，在大锅中熬胶，坚守作坊生产方式。所以以前，经常会见到这样的场面：凌晨5点的寒冬，阿胶厂里，工友们开始生火、化皮、熬胶……生产车间里，气温常年高达50多度，当时环境十分恶劣，烫伤也是常有的事。熬胶对经验和技术要求极高，工友们只能在敞口锅旁不停地用铲子搅动，稍不留神阿胶就有可能变苦、变黑，直接影响品质。这是阿胶生产方式在20世纪的真实写照。

从20世纪70年代开始，东阿阿胶厂着手研制蒸球化皮机，经过10个月的不懈努力，一台旋转旋轴空心蒸球——EH-4型蒸球化皮机诞生了。以蒸球化皮机为代表的一系列促进传统技艺机械化的技术发明和应用，让三千年的中国传统制胶技艺实现了革命性突破，使胶类中药生产能力提高40倍，有力地推动了胶类中药行业技术的发展，使千年固守作坊及口耳相传的阿胶制作技艺大放异彩。工业化量产带来的经济效益，反过来资助和滋养了古老技艺的传承与创新，当代传承人享受创新技术带来的成果的同时，也扩展了视野，拓展了思路，墨守千年的成规才得以进一步突破，促使新的传承和创新进一步的提高。

阿胶生产需要经过熬胶、挂旗、晾胶、擦胶等工序,不仅表现在其原料考究、生产工艺复杂,更表现在每道工序都需要具有较高的实际生产经验的技工亲力亲为,在每年冬至子时,选属阴之乌驴皮,取阿胶井极阴之水,用桑木之火,水火相济,历经九天九夜、九十九道工序炼制而成。随着生产的发展和科技的创新,阿胶的生产必定需要朝着工业化、机械化、自动化的方向发展。如今,东阿阿胶已经不再完全泥古传统熬制工艺,转而使用自动化生产线,对老祖宗传授的技艺中的科学标准和数据进行量化管理。东阿阿胶第三代传承人接过阿胶技艺的接力棒后,促进阿胶生产自动化,并最终在 2013 年实现了生产和质量控制的全程智能化。整个炼胶过程采用机械模拟人工操作,采用终点智能判断、智能显示评价终点等多项新技术,炼胶集控技术实现炼胶全过程 842 个工艺点控制和自动化运行。中药萃取车间全部采用微机集控技术和近红外在线检测,共实现 967 个在线监测。从整体上,确保生产过程精细化和可控化,有效保证了产品品质均一、稳定、安全、有效。

二、教学设计与实施过程

本案例主要采用比较法、课堂讲授法、多媒体教学方法、启发式教学法、提问法等。课堂采用上述几种教学方法相结合,以学生为中心,通过观看和案例相关的图片和视频内容,展开阿胶传统炮制方法和现代炮制方法之间的比较,通过比较其技术的改进,引出传承和创新的关系。让学生理解创新对传统中药炮制技术的重要性,对中药临床疗效及中药行业发展的重要性,激发学生对传统技术创新的兴趣,培养中药发展的长远思维。

三、教学效果

1. 教学目标达成度

(1)通过讲述阿胶蒸球的开发利用,讲述其对阿胶熬制工艺的影响,让学生掌握阿胶炮制技术相关工艺,通过蒸球技术的改进优点,了解创新对传统炮制技术的影响,增强学生的学习积极性,培养学生创新思维。

(2)通过讲述阿胶自动化生产线对传统技艺中科学标准和数据进行量化管理的例子,学生明白了创新精神对中药炮制技术的意义,增强学生对中医药发展的信心,从而增强学生的专业责任感和社会使命感。

2. 教师的反思　教师应加强对中药炮制新技术的了解,只有深刻理解创新对中药炮制技术的意义才能更好地为学生融入创新精神这一思政元素。同时,教师要充分比较传统和创新之间的优缺点,做好相关知识的扩充,才能在课堂上深入浅出地为学生讲解这些内容。同时,围绕创新和继承之间的关系这些重难点内容进行有针对的教学活动,激发学生的学习欲望。在教学形式上,课堂互动环节可引入多媒体、超星学习通、微课堂等翻转课堂教学形式,开展混合式教学,充分调动每位学生参与互动的积极性与热情。

3. 学生的反馈　通过比较的方式让学生讨论传统方法和创新后智能自动化系统之间的异同,明白继承和创新之间的关系。通过多种教学方式,将课程思政元素有机融入专业知识教学的全过程,可有效提高学生学习兴趣。通过课堂讨论等形式提升学生在课堂上的参与度。教师对学生的讨论进行针对性的点评,可以加强学生与教师之间的互动,充分发挥了学生的主观能动性和积极性,激发了学生的内在学习动力,对塑造学生的创新思维具有重要意义。

第十九章　烘焙煨法

烘、焙、煨是三种不同的炮制方法,其共同的特点是均有加热的过程。烘烤是在近火处利用辐射热量;焙法强调在容器中隔火加热,没有翻动或翻动次数少;煨法是将中药包裹后缓缓加热,改变或缓和药性的方法。现代多用烘房、烘箱或者辅料加热的方法代替传统烘烤方法。通过烘焙的说文解字,演绎象形文字的形成,强调两种不同炮制方法之间的异同,以及烘焙历史之悠久,强调烘焙为先民提供熟食的作用。同时,这也体现了汉字的博大精深以及古人造字的智慧,强调中国文化的自信。煨法炮制,彰显其历史悠久,源于食物烹饪技术,至今依然是我们日程烹饪美食常用的方法,足以体现其历史文化的厚重。对于煨制的药物,以肉豆蔻最具有代表性,其毒性明确,因此,应强调临床安全用药的重要性。以清代名医黄元御为榜样,构建思政元素,强调炮制降低毒性,构建教学内容。同时,因肉豆蔻具有毒品样作用,警醒学生抵制毒品,珍爱生命。

一、教学目标

1. 知识目标　掌握烘、焙、煨及代表药物蜈蚣和肉豆蔻的炮制方法和作用。熟悉饮片功效及临床应用。了解烘、焙、煨炮制的历史沿革及现代研究进展。

2. 能力目标　学生能够独立完成饮片的炮制,并根据证候选择最佳炮制品应用于临床。

3. 思政目标　通过本章内容学习,树立中药炮制文化自信和理论自信,以著名医药学家为学习榜样,敬畏生命,精益求精,追求科学。以成瘾性毒性中药肉豆蔻为例,警示学生远离毒品,珍惜生命。

二、相关知识板块的思政元素分析

(1)文化自信,技艺自信,理论自信,职业认同,爱岗敬业,平等待人,诚实守信,无私奉献的文化认同和职业认同。

(2)历史贡献,医者仁心,传承创新的中医传统。

(3)实事求是,尊古而不泥古,开拓创新,精心研读,独立思考,严谨求实,知行合一的科学精神和学术精神。

（4）不为良相便为良医,积极、乐观面对人生,身心健康,乐于助人,勤于实践,吃苦耐劳,严于律己的个人素养。

案例一 煨法历史沿革——激发学生树立文化自信

一、案例内容

张仲景在《金匮要略》记载了诃梨勒（诃子）煨制的概念,并一直沿用至今。

唐代基本沿用了汉代的面裹煨、湿纸裹煨等方法,增加了火煨、热灰煨等方法,丰富了炮制药物的种类,并增加了炮制目的的记载。如栗"可于热灰中,煨令汗出,食之良……,生即发气,故火煨杀其木气耳"。宋代极大丰富了中药品种,同时还增加了炮制辅料童便、黄酒、麦麸、黄泥的使用。宋代也增加了炮制程度的记载,提示通过辅料来判断炮制程度。

宋代煨制方法基本沿用了前朝的面裹煨、湿纸裹煨等法,增加了煨炒、黄泥裹煨、麸煨、酸粟米饭煨等法。金元时期相比于宋代,进一步扩充炮制药物,煨制辅料沿用宋代,增加了醋这一辅料的使用。这一时期还丰富了有关煨制目的的记载,同时,炮制目的更具科学性。

明代从煨制工艺的改进到煨制目的论述,发展均较全面,是煨制品种和技术的扩大应用时期,相关本草典籍众多。煨制辅料沿用了前朝的黄酒、醋、麦麸、童便,同时增加了盐水、姜汁等辅料。明代增加了薄荷叶裹煨、火煨醋淬等方法。明代有关炮制目的的论述也较多,如《景岳全书》记述肉豆蔻"面包煨熟用,盖但欲去其油而用其熟耳"。由此可见煨制可以降低不良反应,保证临床用药的安全。

清代在明代基础上进一步扩大应用,与煨法相关的典籍进一步增加,也增加了炮制药物数量。煨制辅料同样沿用黄酒、姜汁、醋、黄泥、童便、麦麸等,增加了大豆汁和皂角汁的使用。纵观煨法的历代发展变化,可见采用煨法的大多为富含挥发油、刺激性或不良反应较强或质地坚硬的中药。

二、教学设计与实施过程

本案例主要采用课堂讲授法、直观演示法、自主学习教学法和互动式教学法。课堂采用这几种教学方法相结合,以学生为主体、教师为主导,营造一种良好、平等的教学环境。在本节课预习阶段,引导学生进入中国大学慕课等线上教学资源自主学习,了解煨法炮制的历史沿革,具体药物的煨制工艺、煨制作用和现代研究等。课堂开始后先通过播放煨法在食物中的应用视频和图片,让学生理解煨法炮制历史悠久,煨法炮制就在身边,不仅存在于中药炮制中,也存在于我们的食物烹饪中。引出本节课所讲重点和难点内容——煨法炮制含义、炮制工艺和炮制作用,引入案例:不同历史时期煨法炮制的特点,不同医家煨法炮制药物的特点和临床应用特色,对煨法炮制产生、发展的贡献。展开课堂讨论,激发学生探究不同历史时期煨法炮制与同时期食物烹饪技术的关联性,教师给予正向的反馈,引导学生认识煨法炮制的历史沿革,取得的成就,以及存在的不足,激发学生运用现代多学科交叉技术解决此问题,增强学生关于煨法炮制的文化自信和技术自信。

三、教学效果

1. 教学目标达成度 通过讲述煨法在食物烹饪中的应用和中药炮制中的历史沿革,使学生对不同历史时期煨法的演变有全面的认识,增强学习积极性、文化自信和技术自信。

2. 教师的反思

(1)如何让学生更深入地认识到煨法炮制的历史沿革,让学生深刻体会煨法在食物烹饪和中药炮制中的厚重历史文化,只有用明晰的煨法历史沿革思维导图和美食或其图片,让学生走进煨法产生、发展的历史中,同时品尝煨制的现代美食,身临其境地感受煨法炮制的历史文化,才能达到快乐学习的效果。

(2)学生可以通过煨法炮制的实验实训课,亲自动手煨制食物或药食两用中药,并对自己煨制的样品进行品尝和评价,或者与同学分享,这种方式更能引起学生的学习兴趣,激发学生的能动性,增强学生的参与度。

3. 学生的反馈 课堂上改变了"老师讲,学生记"的传统教学模式,问题引导式的教学方法吸引了学生的学习兴趣,提升了学生在课堂上的参与度,加强了师生之间的互动,课堂氛围好,充分发挥了学生的主观能动性。通过本节课的学习,学生对煨法炮制的历史沿革有了全面了解,感受到煨法炮制的厚重文化,同时懂得了炮制与烹饪的密切联系,激发学生"他山之石可以攻玉"的思路,借鉴食物烹饪技术,创新中药煨法炮制。

案例二 张锡纯善用蜈蚣——培养尊古而不泥古的创新精神

一、案例内容

学贯中西的张锡纯非常善于应用蜈蚣,不仅将它用于息风止痉,更侧重发挥其搜逐外风、开瘀散结、通络除痹、止痛镇痛、解毒疗疮等作用。他提出的蜈蚣调理神经说、蜈蚣微毒说、蜈蚣效价高于全蝎说等更是具有独到的见解和全新的认识,他也较早地认识到蜈蚣有抗癌作用。张锡纯对蜈蚣的临床应用体现了其传承与创新并重、精心研读,师古而不泥古的学术精神。

张锡纯《医学衷中参西录》载:"蜈蚣,走窜之力最速,……凡气血凝聚之处皆能开之。性有微毒,则专善解毒,凡一切疮疡诸毒,皆能消之。"蜈蚣系"血肉有情之品",属虫类药物性善走窜,具有强大的搜邪逐瘀之劲和"以毒攻毒"之性,因此常用来治疗陈疴顽疾,可直达病处,攻坚散结。他说:"有病噎膈者,服药无效,偶思饮酒,饮尽一壶而病愈。后视壶中有大蜈蚣一条,恍悟其病愈之由,不在酒实在酒中有蜈蚣也。盖噎膈之证,多因血瘀上脘,为有形之阻隔(西人名胃癌,谓其处凸起如山石之有岩也),蜈蚣善于开瘀,是以能愈。观于此,则治噎隔者,蜈蚣当为急需之品矣。"

张锡纯认为《本经》等经书中数处不尽合理并怀疑是因古书年湮代远、字句或有差讹或者竹简韦编、易于错简所致,"此或错简之误欤",同时指出"吾人生今之世,当实事求是,与古为新"。《医论篇·复相臣哲嗣毅武书》中写道:"《神农本草经》为讲药性之祖,胜于后世本草远矣。然亦间有不可靠之时,或药性古今有变更;或地道生殖有优劣;或因古人书皆口授,次第相传,至笔之于书时,其中不无差误。"张锡纯言:"至于猛烈有毒之药,虽不敢轻施于人,亦必自少少尝试,渐渐加多,以确定其药性何如,乃知书之所谓猛烈者,未必皆猛烈;所谓有毒者,未必皆有毒。"

根据张锡纯蜈蚣"微毒"说,1973年第二届国医大师李士懋教授曾亲自吞服5条蜈蚣粉,除有草腥味外别无不适,头脑反觉清醒。因此,李士懋教授主张蜈蚣用量要大,量少则效微。李士懋用蜈蚣治疗实证,一剂药中少则5条,多则10条,甚至20~40条。若用于虚证,量不宜大,2~3条即可,但若配伍扶正药物后仍可酌情增加蜈蚣用量。1975年李士懋教授研究以蜈蚣为主的抗癌静脉注射液时,先给自身静脉滴注加以试验,以1:5蜈蚣液自身静脉滴注连续3天,分别为30毫升、60毫升、100毫升,无任何毒性反应。

二、教学设计与实施过程

本案例主要采用课堂讲授法、自主学习法、读书指导法和互动式教学法。课堂采用这几种教学方法相结合,以学生为主体,教师为主导,营造一种良好、平等的教学环境。在该章节内容讲授前,以任务为驱动,引导学生通过线上资源和文献资源自主学习了解张锡纯及其《医学衷中参西录》中关于蜈蚣的临床应用,了解蜈蚣的药性和功能主治,领悟焙制降低毒性的重要性,以及个人的大医之路。课堂开始后,采用讨论式教学方法,引导学生对张锡纯关于蜈蚣药性及其临床应用与炮制的关联性进行讨论,引出本节课所讲内容,深度剖析蜈蚣炮制方法和炮制作用,引入其学贯中西,终成中西医结合名医的先驱案例,引导学生学科交叉、学术包容、尊重同道。

三、教学效果

1. 教学目标达成度

(1)通过讲述张锡纯关于蜈蚣药性及其临床应用,学生更真切地体验到蜈蚣炮制降低毒性的重要性,理解炮制可以使蜈蚣毒性降低,强化对于毒性中药要保持炮制的意识和安全用药意识。

(2)通过张锡纯学贯中西,终成中西医结合先驱的案例,为学生树立榜样力量,注重学科交叉,尊重同道,坚持自己的学术研究方向,尊古而不泥古。

2. 教师的反思

(1)融入途径的选择,如何才能让学生更好地学习蜈蚣炮制这一药物。本案例融入了临床善用蜈蚣的中医药学家张锡纯的学术思想和人生事迹的思政元素,以中西医结合先驱张锡纯为榜样,融合其对蜈蚣药性、功能主治和炮制的学术思想,以蜈蚣的临床辨证施药为案例,激发学生要学科交叉、学术包容、尊重同道、尊古而不泥古。

(2)张锡纯自幼习儒,间隙随父习医,秋试落第转而习医,衷中参西,终成中西医结合先驱。简述张锡纯的一生,为学生树立厚德博学、承古拓新的榜样。

3. 学生的反馈 课堂上改变了"老师讲,学生记"的传统教学模式,任务驱动式的教学方法培养学生自主学习兴趣和能力,提升了学生在课堂上的参与度,加强了师生之间的互动,课堂氛围好,充分发挥了学生的主观能动性。通过本节课的学习,学生掌握了蜈蚣的炮制工艺与炮制作用及临床如何辨证施药,同时增强了学生对学科交叉重要性的认识,激发了其学习动力,为其成为中西医名家指明了方向。

案例三 不为良相便为良医的黄元御——培养学生积极的人生态度

一、案例内容

虽然有诸多医家在肉豆蔻临床药用上做出了贡献,但其中尤为突出的为清代著名医学家、尊经派的代表人物、乾隆皇帝的御医黄元御,他明确了肉豆蔻具有引起恶心和呕吐等作用,在其著作《玉楸药解》中记载:"肉豆蔻调和脾胃,升降清浊,消纳水谷,分理便溺,至为妙品。而气香燥,善行宿滞,其性敛涩,专固大肠,消食止泄,此为第一。面包,煨研,去油,汤冲。肉蔻辛香,颇动恶心,服之欲呕。宜蜜小丸,烘干,汤送。"强调肉豆蔻须用煨法炮制,同时明确提出肉豆蔻的不良反应:颇动恶心,服之欲呕。现已发表的文献也证明肉豆蔻具有引起恶心和呕吐、胸腔或下腹部压迫感、严重的上腹部灼热疼痛、心动过速、焦虑、惊恐、激动、过度兴奋等与之一致或者类似的不良反应,充分表明了黄元御在肉豆蔻炮制及其不良反应认识方面做出了突出的贡献,体现了其精湛的医学技术和实事求的科学精神。

黄元御,名玉璐,字元御,一字坤载,号研农,别号玉楸子,清代著名医学家,乾隆皇帝亲书"妙悟岐黄"褒奖其学识,亲书"仁道药济"概括其一生。他继承和发展了博大精深的祖国医学理论,对后世医家影响深远,被誉为"黄药师""一代宗师"。黄元御出生于世代簪缨的书香门第,自幼深受家学影响。少年时代随习名儒,学习举业制艺,遍览经史著作,望登科入仕,光耀门庭。甫近弱冠中邑庠生,然而,三十岁时因用功过勤,突患眼疾,而因庸医误用寒泄之剂,致左目完全失明。科举时代,五官不正,不准入仕,遭此劫难,黄元御的仕进之路被彻底断送。在哀痛之余,受当地名医好友劝导,发愤立志:"生不为名相济世,亦当为名医济人",走上了弃儒从医的道路。苦读历代中医典籍,数年奋斗,浸淫有成,开始悬壶济世。在行医过程中他又不断总结经验,医术精进,医名大盛,时人将之与诸城名医臧枚吉并称"南臧北黄"。

黄元御著书颇丰,完成医书八部,即后世所称《黄氏八种》,至其五十岁,因过度劳神,此时的黄元御已是身疲神怠,仍然身体力行地行医、著述,至乾隆二十三年(1758)九月十七日戌时,溘然长逝,时年五十四岁。乾隆皇帝得知黄元御过世的消息后深感痛惜,亲书"仁道药济"四个字缅怀其一生的医术与医德。"仁道药济"意为"行仁道,以药济",黄氏门生尊其为习医祖训。

二、教学设计与实施过程

本案例主要采用课堂讲授法、自主学习法、读书指导法和互动式教学法。课堂采用这几种教学方法相结合,以学生为主体、教师为主导,营造一种良好、平等的教学环境。在该章节内容讲授前,以任务为驱动,引导学生通过线上资源和文献资源自主学习了解黄元御及其《玉楸药解》中关于肉豆蔻的炮制论述,了解其对中药炮制的贡献和大医之成之路。课堂开始后,采用讨论式教学方法,引导学生讨论黄元御对肉豆蔻药性及其炮制的认识,引出本节所讲内容,明确肉豆蔻炮制方法和炮制作用,引入黄元御不为良相便为良医案例,激发学生树立一生为医的人生目标。同时,根据学生的发言,教师给予正向的反馈,引导学生构建人生目标,引导学生以榜样为力量,提升学生的奋斗精神。

三、教学效果

1. 教学目标达成度

(1)通过讲述黄元御对肉豆蔻药性及其炮制的认识,学生更真切地了解了肉豆蔻炮制的重要性,理解炮制可以使肉豆蔻趋利避害,强化学生对于毒性中药要保持炮制的意识和安全用药意识。

(2)通过黄元御的不为良相便为良医案例,为学生树立榜样力量,提高学生的职业认同感,践行学医、爱医、行医和为医的理念。同时,增强学生的专业责任感和社会使命感。

2. 教师的反思

(1)融入途径的选择,为了让学生更好地学习煨肉豆蔻这一药物,融入了临床善用肉豆蔻的中医药学家黄元御的人生事迹作为思政元素。以身残志坚、不为良相便为良医的黄元御为榜样,注重讲述其对肉豆蔻药性、功能主治和炮制减毒的认识,融合其人生从医经历,让学生深刻体会在成才之路上,成为名医大家需要有"天将降大任于斯人也,必先苦其心志,劳其筋骨"的经历,激发学生为中医药事业发展做好吃苦的心理准备及奋斗意志,提升学生的职业认同感、成就感和光荣感。

(2)黄元御一生起伏跌宕,幼年出身名门,儒学精进,仕途本一帆风顺,因其刻苦学习和庸医贻误病情,导致终身残疾,仕途中断,转而为医,终成一代宗师。简述黄元御的一生,为学生树立学习的榜样,使其学习黄元御积极的人生态度,激发对中医事业的热爱。

3. 学生的反馈 课堂上改变了"老师讲,学生记"的传统教学模式,用任务驱动式的教学方法培养学生自主学习兴趣和能力,提升了学生在课堂上的参与度,加强了师生之间的互动,课堂氛围好,充分发挥了学生的主观能动性。通过本节课的学习,学生掌握了肉豆蔻的炮制工艺、炮制作用及在临床中如何辨证施药,同时增强了学生的职业认同感,激发了学习动力,为其成为名医名家指明了方向。

案例四 恰当应用肉豆蔻——严谨求实

一、案例内容

肉豆蔻,被称为"令人心醉的果子",故又称麻醉果,也有"死亡之神"之称。原产摩罗加群岛,15—17世纪传入欧洲。15世纪初,非洲的奴隶过着牛马不如的生活,为了减轻离乡别亲的愁情,他们都随身带着肉豆蔻的果实,以此营造美丽的幻景,暂时忘掉不幸的遭遇。肉豆蔻中含有肉豆醚、榄香素等活性成分,中毒后导致时间和空间定向错误,产生听幻觉和其他幻觉。研究证实,19世纪世界著名的画家文森特·梵高的死亡与肉豆蔻有着直接的关系。梵高生前患有精神病,其自杀原因一直是疑团。美国堪萨斯大学阿诺尔德教授分析梵高晚年的书信及有关材料,发现苦艾酒是梵高生活中不可缺少的饮料。通过分析苦艾酒的成分,认定其中的有毒成分是引起梵高精神病的元凶。苦艾酒配方复杂,主要成分是肉豆蔻、茴香和海索草等植物。饮苦艾酒给人们带来的灵感,实质上是轻度中毒时出现的精神松弛、兴奋和幻觉,重度中毒便会引起惊厥、口吐白沫、大小便失禁。可见正是肉豆蔻的致幻作用,吸引了一代艺术大师,同时,也是其慢性毒性作用杀害了这位伟大的画家!

目前,有报道称肉豆蔻含有肉豆蔻醚,该成分具有一定毒性,长期服用肉豆蔻容易致幻,造成眩晕、谵语、昏睡等类似毒品样的成瘾性,长期食用可形成精神依赖不能自拔。倘若过量服用容易使人"癫狂",并可能引起永久性的脑损伤,导致心理和生理上的严重伤害,严重者甚至会造成死亡。

肉豆蔻通过炮制可以降低毒性,辽宁中医药大学贾天柱教授课题组前期研究发现,肉豆蔻的挥发油、提取挥发油后药渣醇提物的石油醚和乙酸乙酯均具有一定的毒性,其课题组曾测定肉豆蔻生品、麸煨品中挥发性成分的含量,发现麸煨后毒性成分肉豆蔻醚含量降低,故推测炮制能够达到减毒增效的目的。

通过以上案例,学生能进一步认识肉豆蔻的药性、炮制对其药性及功效的影响,指导临床正确使用肉豆蔻。同时,案例帮助学生认识学习炮制学的意义,鼓励学生既然选择了中医药事业,就要有持之以恒。在专业科学研究上,要实事求是,实现自己的人生价值。

二、教学设计与实施过程

本案例主要采用课堂讲授法、自主学习法、直观演示法、互动式教学法以及多媒体教学。课堂采用这几种教学方法相结合,以学生为主体、教师为主导,营造一种良好、平等的教学环境。在该章节内容讲授前,已经以任务为驱动的形式,引导学生通过线上资源等自主学习了肉豆蔻的研究现状,尤其对于其传统燥性和现代毒副作用需要重点关注,有助于学生更深层次地领悟肉豆蔻炮制的重要性,激发学生对炮制降毒机制探究的兴趣。同时,本案例使学生掌握肉豆蔻毒性反应的现象,如其化学成分致畸、致癌,毒性作用的药效物质基础和作用机制,针对于其致幻、致畸作用和成瘾性(类似于毒品样作用),呼吁学生远离毒品,珍爱生命。

三、教学效果

1. 教学目标达成度

(1)通过以上案例的分析,引导学生充分认识肉豆蔻的毒性。通过炮制可降低有毒成分含量,或者转化为毒性小的成分的案例,学生更深入地认识了肉豆蔻的毒性,掌握了炮制减毒的科学机制,能正确指导临床用药。同时,提醒学生远离毒品,珍爱生命。

(2)通过课堂讨论的形式,提高学生对肉豆蔻及其他具有类似毒品样作用中药的认识和了解,进一步认识炮制对类似毒性中药作用的异同、在临床应用中的注意事项及用药安全性。

2. 教师的反思

(1)融入途径的选择,本章节融入梵高之死案例,注重讲述肉豆蔻毒性作用特征,引导学生正确认识中药,同时了解毒品,珍爱生命。引入贾天柱教授团队的肉豆蔻炮制研究成果案例,明确肉豆蔻毒性及炮制降低毒性的现代机制,使学生更进一步了解炮制减毒的作用。

(2)除了肉豆蔻具有毒品样作用,还有多种中药存在类似毒性,通过本章节的学习,引导学生通过自主学习,了解诸类药物,注意临床用药安全。

3. 学生的反馈　课堂上改变了"老师讲,学生记"的传统教学模式,任务驱动式的教学方法培养了学生自主学习的兴趣和能力,提升了学生在课堂上的参与度,加强了师生之间的互动,课堂氛围好,充分发挥了学生的主观能动性。通过本节课的学习,学生掌握了肉豆蔻及其他具有同样毒副作用的中药,增强了学生临床用药安全性意识,启发学生采用炮制方法降低毒性,激发学生运用现代科学技术研究炮制降毒机制的兴趣,提升学生对毒品危害性的认识,自觉抵制毒品的诱惑。

第二十章　中药炮制品的临床应用和研究

中药炮制品的临床应用要根据病人的病情、身体素质和气候环境,辨证审因,依证遣方,随方用药,针对性较强,对药物的炮制要求也灵活多变,即便是同一方剂,用于不同情况时,对药物的炮制要求也不尽相同。因此,要全面掌握炮制品的药性和作用特点,根据组方要求和用药意图,准确选用炮制品。中药炮制的临床研究是发扬和保持中医中药辨证施治、灵活用药的特色,是提高中医临床疗效的需要,更是中药炮制学科发扬光大的需要。中药炮制临床研究的内容主要包括传统炮制理论研究,炮制品临床作用的文献研究,生品、制品临床疗效对比研究,不同制法、工艺炮制品的临床疗效对比研究,其研究方法包括文献分析,方案设计;单味中药生品与制品、新法制品与老法制品的临床疗效对比;中药复方中生品与制品、新法制品与老法制品的临床疗效对比。

一、教学目标

1. 知识目标　掌握中药炮制临床研究的内容、方法。熟悉中药炮制品的临床应用。了解中药炮制临床研究应注意的问题。

2. 能力目标　学生能够对中药炮制临床应用中发现的问题,独立完成相关文献研究,确定研究方案与研究内容。

3. 思政目标　通过本章内容学习,培养中药炮制临床研究的科学精神,胸怀祖国、服务人民的爱国精神,永攀高峰、敢为人先的创新精神,追求真理、严谨治学的求实精神,淡泊名利、潜心研究的奉献精神,集智攻关、团结协作的协同精神。

二、相关知识板块的思政元素分析

(1)历史贡献,医者仁心,传承创新,整体观念,辨证思维的中医传统。

(2)理想信念,社会制度,核心价值观,文化认同的政治认同。民族复兴,服务人民的家国情怀。

(3)严谨求实,独立思考,精益求精,刻苦钻研,科研创新的科学精神。

(4)职业认同,爱岗敬业,团结协作,无私奉献,严于律己,吃苦耐劳,勤于实践,终身学习的职业道德和个人修养。

案例一 当归补血汤之方解——培养中医整体观念与辨证论治思想

一、案例内容

唯物主义辩证法哲学思想凝结了中华民族的聪明睿智,是先哲留给我们的一笔珍贵思想遗产。中医药理论体系受到古代的唯物论和辩证法思想——阴阳五行学说的深刻影响,是以整体观念为主导思想,以脏腑经络的生理和病理为基础,以辨证论治为诊疗特点的医药学理论体系。其中当归的临床应用就蕴含了唯物主义辩证法哲学思想,如当归补血汤,出自金元时代李东垣《内外伤辨惑论》,为益气补血方剂,由黄芪(一两)和当归(酒洗,二钱)两味药组成,治肌热、燥热,困渴引饮,目赤面红,昼夜不息。《内经》曰:脉虚血虚。又云:血虚发热,证象白虎,惟脉不长实为辨耳,误服白虎汤必死。此病得之于饥困劳役。

该方证为劳倦内伤,血虚气弱,阳气浮越所致。血虚气弱,阴不维阳,故肌热面赤、烦渴引饮,此种烦渴,常时烦时止,渴喜热饮;脉洪大而虚、重按无力,是血虚气弱,阳气浮越之象,是血虚发热的辨证关键。治宜补气生血,使气旺血生,虚热自止。方中使用大剂量具有补中益气作用的黄芪,其性味甘温,归肺、脾、肝、肾经。黄芪不仅可以补益中焦肺气,以补充元气,还可以升发少阳之气,使元气上升,则阴火自降。同时,阳生则阴长,气旺则生血,黄芪还有补气生血的作用。配伍少量酒洗之当归,当归性温、味辛甘,归肝、心、脾经,酒性热专入脾胃与表,既可以补心血以益君火,使下乘土位之君火归位,补火以生土,还具有补益脾胃的作用。当归酒制,行气补血作用增强,可使阳气发散周身,行春夏之令。相火乃水中之火,阳生则阴长可使妄动之相火有所归,还可以避免黄芪升发太过,且不妨碍升发之性。另外,当归还具有"和"的特性,与补气药配则补气,合补血药伍则补血。血非气不生,气非血不长。血得气而自旺,气得血而更盛。气血与脾胃关系密切,脾胃为气血生化之源,并对气血的运行有着十分重要的作用。黄芪、当归二者配伍,既可补益脾胃,又可以升阳益气、滋阴降火。

通过代表性经典名方当归补血汤组方的解析,融"理、法、方、药"于一体,方证分析之中体现着中医整体观念和辨证论治,强化专业精神。

二、教学设计与实施过程

本案例主要采用课堂讲授法、直观演示法、实验实训教学法和互动式教学法。课堂采用这几种教学方法相结合,以学生为主体、教师为主导,营造一种良好、平等的教学环境。在本节课预习阶段,引导学生通过自主学习了解当归补血汤的历史沿革和研究进展,掌握其药物组成与辨证制药之间的关联性,熟悉其组方原则和理论。课堂开始后先通过播放中医名家论当归补血汤视频,以及该方组成中药图片和汤剂,让学生了解不同医家论述的同时,亲自品尝该方汤剂,引出本节课所讲中药炮制品的临床应用,强调要根据组方要求和用药意图,准确选用炮制品。如何准确选择炮制品,基于传统中医药学家的成长历程可以看出,培养学生的唯物主义辩证法哲学思想是十分必要的。结合学生对当归补血汤的认识,对其蕴含的哲学思想进行讨论,尤其是蕴含的炮制关联的哲学思想,引导学生培养唯物主义辩证法哲学思想。

三、教学效果

1. 教学目标达成度

(1)通过讲述当归补血汤药物组成、组方原则和辨证论治,加深学生对辨证施药、临方炮制的认识,培养学生唯物主义辩证法哲学思想,学生掌握了该思想,能够依据临床辨证,灵活选用不同的炮制品,组方施药。

(2)通过经典名方当归补血汤组方原理的讲授,使学生做到触类旁通,对教材中的知柏地黄汤、七味白术散等方剂,能运用唯物主义辩证法哲学思想探讨其组方原则和配伍规律。

2. 教师的反思

(1)融入途径的选择,唯物主义辩证法哲学思想是目前中医学生培养的一个弱点,让学生认识它的重要性,并乐于学习、领悟和运用该哲学思想解决中医复方配伍和炮制品的选用是本案例的重点。采用讨论式教学法,对于学生自主学习获得并领悟的哲学思想进行讨论,激发学生的学习兴趣,做到举一反三、触类旁通,能达到较好的学习效果。

(2)通过视频的观看,中药实物和图片的浏览,以及实验实训方剂的调配、炮制、煎煮和试药,拓展了学生知识面,增加了动手能力的培养,增进了教学互动。

3. 学生的反馈 课堂上改变了"老师讲,学生记"的传统教学模式,问题引导式的教学方法吸引了学生的学习兴趣,提升了学生在课堂上的参与度,加强了师生之间的互动,课堂氛围好,充分发挥了学生的主观能动性。通过本节课的学习,学生对当归补血汤蕴含的唯物主义辩证法哲学思想有了深度领悟,同时提高了学生主动运用该哲学思想解决中药炮制品的临床应用的能力。

案例二 地黄炮制及生熟异用——培养严谨求实的科学精神

一、案例内容

河南中医药大学张振凌教授团队对怀地黄炮制及生熟异用规范化应用进行了多年的研究,并取得了一些成果。张教授和团队整理记录了与地黄有关的古原始文献,包括地黄生熟异用方面性状文献 12 篇、鉴别类 73 篇、药性 8 篇、功用 28 篇、适应证 1134 篇、适应病 6 篇、化学成分 252 篇、药理作用 567 篇、特征图谱 22 篇、质量 282 篇、不良反应和毒性 1 篇、方剂配伍 1687 篇、炮制 112 篇。团队研究建立了鲜地黄保鲜工艺,开发鲜地黄片、汁、颗粒等产品,获国家发明专利,并进行了转让。团队设计"中药炮制用的加辅料拌蒸或炖辅助设备",改进了炮制工艺,将熟地黄的炮制时间从 48 小时缩短到了 32 小时,提高了收率和还原糖的含量,确定了熟地黄饮片质量标准,并获得相关专利。团队利用代谢组学技术,首次分析生熟地黄饮片的化学成分和质量上的差异与临床适应证的相关性。

团队首次选择疗效确切的常用方剂四生丸(鲜地黄)、增液汤(生地黄)和四物汤(熟地黄),从复方层面深入揭示生熟异用的意义及规律,总结出地黄鲜凉泻、生(干)清降、熟补增的作用差异,为临床提供生熟饮片配伍根据。团队撰写地黄生熟饮片使用说明书,指导中医临床正确选用炮制品,规范用药,保证临床效果,具有显著的经济社会效益。

该项研究改进的蒸制设备和优选的炮制工艺以及制定的熟地黄饮片质量标准,均已用于多家企业的生产和应用,能缩短熟地黄炮制时间,提高收率和饮片中还原糖含量,为企业创造了显著经济效益。

二、教学设计与实施过程

本案例主要采用课堂讲授法、自主学习法、模拟训练教学法和互动式教学法。课堂采用这几种教学方法相结合,以学生为主体、教师为主导,营造一种良好、平等的教学环境。在本节课预习阶段,引导学生通过自主学习,文献查阅等独自设计一项关于中药炮制的科学研究。课堂上先讲解张振凌教授多年来一直坚持科研,解决地黄相关实际问题的例子,引出本节课所讲知识点和内容。既做到科研结果进课堂,又达到了教学相长的目的。采用身边的人或事更能唤起学生的共情,把本节知识融入案例中,以案说法,培养学生严谨求实的科学精神。

三、教学效果

1. 教学目标达成度

(1)通过讲述张振凌教授团队的研究成果,引出了本章节的知识要点和难点,以炮制典型中药地黄为例,促进教学相长。

(2)通过自主学习、文献查阅、课堂讨论和综合实验设计等环节,培养学生的理论知识、研究思维和研究方法等,同时,培养学生严谨的科学精神与创新精神,追求真理、严谨治学的求实精神和集智攻关、团结协作的协同精神。

2. 教师的反思

(1)科学精神的融入,以团队科研项目怀地黄饮片炮制及生熟异用规范化研究为案例,将所获专利、成果转化和研发产品及相关设备进行直观演示,以研究内容、研究方法和研究成果为讲授重点,同时融入上述思政元素。

(2)通过本节理论学习,结合综合性实验设计及研究,学生能够更加牢固地掌握本节理论知识,体会科学研究的严谨性及团队协作的重要性,培养学生的奉献精神、团队协作精神。

3. 学生的反馈 课堂上改变了"老师讲,学生记"的传统教学模式,问题引导式的教学方法吸引了学生的学习兴趣,提升了学生在课堂上的参与度,加强了师生之间的互动,课堂氛围好,充分发挥了学生的主观能动性。通过本节课的学习,学生既掌握了中药炮制品临床应用和研究的理论知识,又通过研究实践领悟了严谨的科学精神、团队协作精神等。

案例三　新型炮制设备——培养创新意识与科研兴趣

一、案例内容

中药炮制技术始见于春秋战国时期,发展演变至今,历史悠久。我国古代早期的炮制技术较为简单,如《五十二病方》《黄帝内经》与《神农本草经》等书中提到的干燥、水制、净制、切制、粉碎、辅料制、火制等方法。随着《雷公炮炙论》与《炮炙大法》等专著的成书,各种炮制方法也逐渐趋于成熟。很长一段时间里,中药饮片的生产加工模式以"前店后坊"的形式为主,依靠药物炮制工作者代代相传的炮制经验,采用传统炮制器具进行手工炮制。这种炮制技术常被认为是中药炮制技术的1.0时期。

随着中药饮片产业的不断发展,传统炮制器具逐渐被机械化炮制设备所替代,大大提高了中药饮片的生产效率。中药炮制技术因此迎来了机械化发展阶段,也称为炮制技术的2.0时期。在此阶段,中药饮片的质量标准也逐渐完善,针对于植物类、易霉变的药材及饮片加强了安全性控制水平,同时提升了专属性质量控制技术。如现代机械化净制过程中常使用集震动、风选、干燥等技术于一体的高效风选装置、变频风选设备及筛选装置等,在净制的同时实现饮片分级,避免药材发霉和有效成分流失。润制技术则采用真空蒸气润药法、真空加温润药法、减压冷浸软化法等一系列新型润药方法。

为了进一步解决机械化炮制加工过程中单个单元设备之间工序繁多、衔接困难造成的生产效率低下的问题,中药炮制设备及技术急需向3.0的自动化炮制技术转型升级,即建立中药饮片联动化生产体系,该体系通过数字化集成系统及自动化控制系统将彼此分离、互不匹配的单元设备组合优化成"净—润—切—炮制—干燥"整套联动生产线,实现了中药饮片连续式生产,更适合于单一大品种的生产。联动化生产体系借助数据采集及处理系统,将单体设备通讯接口集成在同一个平台系统上,实现了多个加工过程的实时管控和监督。如四川新荷花中药饮片公司建立的半夏系列饮片生产线。四川天雄药业有限公司建立的附子系列饮片生产联动线。

随着大数据时代的到来及先进的互联网技术,中药炮制未来将向着智能化方向发展,最终完善演变成为先进的炮制技术4.0阶段,实现数字化、智能化的炮制设备改造及饮片生产。如通过模仿人体的感知过程,实现对中药饮片的形、色、气、味、质等特征参数的数字化分析。采用机器视觉对炮制过程中的中药饮片图像进行客观化描述,不仅可以长期观察,还具有分辨率高、速度快和操作简单等优点,同时兼顾快速无损的优势,十分适宜反映大批量生产过程中饮片炮制程度及炮制环境的数字化表征。

二、教学设计与实施过程

本案例主要采用课堂讲授法、直观演示法、参观教学法和互动式教学法。课堂采用这几种教学方法相结合,以学生为主体、教师为主导,营造一种良好、平等的教学环境。在本节课预习阶段,引导学生参观饮片企业和GMP模拟炮制车间,了解近代中药炮制设备改革和创新取得的成就,以及未来的发展趋势,为中药炮制设备的研发和创新提供思路和技术,培养学生的创新精神。

三、教学效果

1. 教学目标达成度　通过讲述中药炮制设备改革和研发取得的成就,以及参观和操作试用炮制人自己研发的熟地黄蒸制设备,加深学生对中药炮制设备研发的兴趣,培养学生的创新精神。

2. 教师的反思

(1)如何培养学生关于中药炮制的创新精神,其中,设备的创新是最常见的,随着工业化4.0的发展,设备的智能化是饮片企业竞相竞争的商业大变革,而且其易于成果转化。只有明确设备创新在中药炮制产业发展的巨大作用,明晰工业革命发展动向和发展趋势,准确把握时代需求,才能激发学生的创新思维和创新精神。

(2)以河南张振凌教授团队研制的熟地黄炮制设备为例,让学生了解该设备研发的理念、研发思路、研发过程、成果转让和社会效益,让科研成果走进课堂,促进教学。

3. 学生的反馈　课堂上改变了"老师讲,学生记"的传统教学模式,问题引导式的教学方法吸引了学生的学习兴趣,提升了学生在课堂上的参与度,加强师生之间的互动,课堂氛围好,充分发挥了学生的主观能动性。通过本节课的学习,学生对中药炮制的创新产生浓厚的兴趣,培养了学生的创新意识和创新思维,并为其提供了创新路径。

参考文献

[1] 唐颂. 酒在中医药中的应用价值分析研究[J]. 酿酒科技,2023,(5):128-132.

[2] 陈康林,陈鸿平,陈林. 中药土炒炮制的历史沿革与现代研究进展[J]. 中外医疗,2009,28(1):154-156.

[3] 郁红礼,李林,金传山,等. 中药饮片产业发展现状及供给侧问题与对策[J]. 中国现代中药,2024,26(3):439-446.

[4] 张世臣,董玲. 从中药炮制立法的历史沿革寄语炮制法规建设[J]. 中国中药杂志,2018,43(22):4365-4369.

[5] 王一鸣,张宏伟,张红伟,等. HPLC特征图谱及指标成分含量测定比较不同煮制时间绿豆煮马钱子成分变化[J]. 中华中医药杂志,2024,39(2):882-886.

[6] 沈梦玥,郑波,熊倩. 炭药止血在出血性疾病中的临证运用探析[J]. 中医研究,2023,36(11):10-14.

[7] 林艳华,宋咏梅. 中药生熟异用源流探析[J]. 山东中医药大学学报,2023,47(4):498-501.

[8] 张贺,徐园园,王明慧,等. 中药炮制"炭药止血"理论的现代研究进展[J]. 世界科学技术(中医药现代化),2023,25(4):1502-1510.

[9] 杜洪志,陈志琳,魏晴,等. 中药炮制学"生熟异用"理论课程思政元素的挖掘与设计[J]. 中医药管理杂志,2023,31(6):10-12.

[10] 周改莲,谢锋,吴刚,等. 思政元素融入有毒中药炮制教学的两个案例[J]. 中国多媒体与网络教学学报(上旬刊),2020,(5):244-245,248.

[11] 韩燕全,陈芮,潘凌宇,等. 中药"生熟异用"机理研究进展[J]. 中医药临床杂志,2017,29(8):1187-1192.

[12] 袁海建,贾晓斌,印文静,等. 炮制对半夏毒性成分影响及解毒机制研究报道分析[J]. 中国中药杂志,2016,41(23):4462-4468.

[13] 于阔,杨欣鹏,王蒙,等. 炮制对附子成分与药理作用的影响及其历史沿革考证[J]. 中医药学报,2023,51(7):96-100.

[14] 谭柳萍,杨柯,曾春晖. 马钱子现代炮制方法的研究进展[J]. 中国现代中药,2018,

20(7):906-909,914.

[15] 于淼,代悦,刘涛涛,等.古代经典九蒸九晒炮制过程中何首乌饮片物质基础与颜色特征的相关性分析[J].中国实验方剂学杂志,2023,29(16):178-187.

[16] 任艳,刘海波,邓都,等.斑蝥炮制沿革及其研究中值得商榷的问题[J].中草药,2020,51(15):4082-4091.

[17] 陈赛赛,徐民,吴琼,等.八角茴香真伪鉴别研究进展[J].食品安全质量检测学报,2023,14(13):126-133.

[18] 田楠楠,杨茜和,朱雅暄,等.麻黄的化学成分及其药效作用和药代特征[J].中国中药杂志,2022,47(13):3409-3424.

[19] 李慧,杨会,宋珂,等.浅谈麻黄与麻黄根的异同[J].中国现代中药,2018,20(9):1165-1168,1178.

[20] 荣蔚.辛温解表第一药:麻黄[J].开卷有益(求医问药),2011,(7):48-49.

[21] 张静,李俊圻,黄弈涵,等.巴豆的炮制研究进展[J].辽宁中医杂志,2023,50(5):237-240.

[22] 肖雯雯,万仁山,张红林,等.肉豆蔻化学成分及抗炎活性研究[J].云南中医药大学学报,2023,46(5):66-73.

[23] 孙嘉祺.煨肉豆蔻炮制工艺及质量标准的研究[D].吉林:吉林化工学院,2023.

[24] 杨冰,杨陆,杨菊,等.新世纪20年:中药炮制装备的时空演变[J].中国中药杂志,2022,47(5):1177-1183.

[25] 邓雨娇,张定堃,刘倩,等.动物药腥臭气味形成机制及掩味技术研究进展[J].中国中药杂志,2020,45(10):2353-2359.

[26] 田连起,乐智勇,曹晖,等.基于电子鼻技术的中药蕲蛇饮片炮制矫味物质基础研究[J].中医学报,2019,34(4):785-789.

[27] 田连起,乐智勇,曹晖,等.中药蕲蛇不同部位及不同饮片规格中氨基酸分析[J].中医学报,2019,34(6):1265-1270.

[28] 刘松雨,黄勤挽,吴纯洁,等.冷冻干燥技术在中药领域的研究进展[J].中草药,2022,53(3):930-936.

[29] 谭丽媛,翟康欣,卫春红,等.地黄真空冷冻干燥工艺的优化[J].中成药,2019,41(12):2845-2847.

[30] 李敏.地黄冷冻干燥工艺、冻干地黄质量标准及其降糖有效部位初步筛选研究[D].山西:山西中医学院,2016.

[31] 周国洪,唐力英,寇真真,等.炮制对王不留行中刺桐碱及黄酮苷类成分含量及溶出率的影响[J].中国实验方剂学杂志,2016,22(22):18-21.

[32] 徐薮芳,刘洋洋,冯剑,等.经典名方中槟榔的本草考证[J].中国实验方剂学杂志,2022,28(10):167-175.

[33] 刘小靖,王鹏龙,项嘉伟,等.以中医药思维理解"食用槟榔"与"药用槟榔"[J].中草药,2021,52(1):248-254.

[34] 林青华.槟榔饮片的毒性及其作用机制研究[D].北京:北京中医药大学,2018.

[35]张贺,徐园园,王明慧,等.中药炮制"炭药止血"理论的现代研究进展[J].世界科学技术(中医药现代化),2023,25(4):1502-1510.

[36]贺玉婷,樊启猛,石继连,等.中药炭药的临床应用及止血作用机制研究进展[J].中国实验方剂学杂志,2021,27(7):201-208.

[37]赵丽娜,石延榜,张振凌,等.中药斑蝥不同炮制品总斑蝥素含量的比较[J].中国实验方剂学杂志,2010,16(15):39-41.

[38]张子扬,孟婉婷,刘瑞娟,等.娄多峰教授应用马钱子治疗经验撷英[J].风湿病与关节炎,2016,5(4):47-50.

[39]晓寒.鳖甲治愈光绪疑难之证[J].开卷有益——求医问药,2016,(7):80.

[40]周军.森林卫士穿山甲[J].国土绿化,2023,(8):62.

[41]吴诗宝,孙建坤,岑鹏,等.国家一级保护动物中华穿山甲的种群现状及保护措施[J].生物学通报,2023,58(1):9-14.

[42]王美全,李萍,舒建龙.水蛭活体疗法的临床应用及研究进展[J].中国民族民间医药,2022,31(19):53-57.

[43]程晓梅,张萌,王继红,等.水蛭素的研究进展[J].吉林医药学院学报,2021,42(2):135-137.

[44]陈丽名,傅延龄.从张仲景用炙甘草论其补益功效[J].环球中医药,2013,6(8):608-610.

[45]俞一冰,祝一凡,杨晓雨,等.药食同源枇杷叶的功效活性及应用研究[J].营养安全,2023,44(8):335-339.

[46]王雷,彭波,李柏洋,等.从百合病管窥仲景辨治内伤杂病思路[J].中医药导报,2015,22(23):1-3,6.

[47]时文凤,曹艳,曹国胜,等.矿物药石膏的研究进展[J].中药材,2021,44(7):1793-1796.

[48]王陶陶,杨德林,韩娜,等.中药石膏药理作用研究进展与其清热物质基础探讨[J].中国中药杂志,2024,49(4):853-857.

[49]刘圣金,吴思澄,马瑜璐,等.我国矿物药品种概况、市场流通与临床应用调查分析[J].中草药,2023,54(19):6555-6568.

[50]张谣林,刘振阔,王贤书,等.不同炮制工艺对磁石饮片质量的影响研究[J].微量元素与健康研究,2024,41(1):41-43,45.

[51]朱禹奇,张贵鑫,吕铄言,等.矿物药磁石的炮制及药理作用研究进展[J].矿物学报,2022,42(4):541-546.

[52]王洪云,李婵娟,刘衡,等.血余炭炮制历史沿革及研究进展[J].中国民族民间医药,2020,29(17):63-67.

[53]宋海波,杜晓曦,郭晓昕,等.基于中医药古籍的何首乌安全性及风险因素分析[J].中国中药杂志,2015,40(5):985-988.

[54]韩紫欣,涂灿,葛斐林,等.基于生熟异用的何首乌及其制剂相关肝损伤不良反应报告分析[J].药物警戒与安全用药,2019,4(28):227-258.

[55]陈宇佳,王中琦,许亮,等.半夏的本草考证[J].中国中医药现代远程教育,2023, 21(9):58-60.

[56]成西,郭雨晴.从中国哲学"重阳"思想探讨"火神派"理论源流[J].中国中医基础医学杂志,2020,26(5):638-639.

[57]季宁平,卢君蓉,王世宇,等.香附的本草考证[J].中药与临床,2015,6(3):56-61.

[58]李钊颖,郭俊,杨东东.朱砂的药理及毒理作用研究进展[J].河南中医,2021,41 (9):1422-1426.

[59]梅凌杰.唐代丹砂与社会[D].河北:河北大学,2023.

[60]王冯瑞,但林蔚,周炜炜,等.朱砂七化学成分、药理作用与临床应用研究进展[J].陕西中医药大学学报,2022,45(5):10-15.

[61]窦小转.雄黄毒性研究进展[J].中兽医医药杂志,2024,43(2):38-41.

[62]丁齐又,于同月,吉红玉.芒硝的临床应用及其用量探究[J].长春中医药大学学报, 2021,37(4):745-748.

[63]徐诗军,万娜,伍振峰,等.鲜竹沥的本草考证与现代研究进展[J].中国实验方剂学杂志,2021,27(4):196-204.

[64]李琴.宏济堂中医药老字号的文化价值[D].济南:山东大学,2020.

[65]牛震.走向世界的"中国驴":访国家非物质文化遗产东阿阿胶制作技艺代表性传承人、东阿阿胶股份有限公司总裁秦玉峰[J].农产品市场周刊,2017,(39):39-43.

[66]陆鑫.东阿阿胶:传承古老技艺,光大传统文化——2012中国阿胶冬至滋补文化节开启冬季养生大幕[J].中国食品药品监管,2013,(1):60-63.

[67]丁乡.阿胶暴涨与后市预测分析[J].特种经济动植物,2014,17(5):25-28.

[68]鲁春晓.东阿阿胶制作技艺产业化研究[D].济南:山东大学,2011.

[69]刘如秀,汪艳丽,刘志明.刘志明辨治慢性腹泻验案4则[J].上海中医药杂志,2010, 44(7):19-20.

[70]杨志刚,王泽颖,魏洪玉.张锡纯《神农本草经》经义发挥浅析[J].天津中医药大学学报,2022,41(3):282-285.

[71]曾晨,周慧,谢春光,等.浅析张锡纯"取象比类"以药性解药用[J].中华中医药杂志(原中国医药学报),2021,36(12):7411-7413.

[72]王静,陈悦,袁子民,等.基于尿液代谢组学分析肉豆蔻麸煨炮制前后对大鼠长期毒性的作用差异[J].中国实验方剂学杂志,2018,24(4):8-13.

[73]刘宇.神秘的致幻植物[J].中学生物教学,2004,(4):49-50.

[74]宋文萍,苑述刚,马少丹.从脾胃论当归补血汤的方解[J].中医临床研究,2022,14 (14):32-34.

[75]朱颖,宋佩林,周海伦,等.从1.0到4.0的中药炮制技术发展现状评析及展望[J].中国实验方剂学杂志,2024,30(1):276-285.